Dr. med. Rainer Limpinsel

Diabetes bekämpfen in 28 Tagen

max LQ
Ihre Lebensqualität ist unsere Mission

Impressum

2. Auflage 2022
Internet: www.maxlq.de
Redaktion: Dr. med. Rainer Limpinsel (v.i.S.d.P.)
Herausgeber: Daniel Feyen, Bonn
Redaktionell Verantwortlich: Daniel Feyen, FID Verlag GmbH, Adrsse s.o.
Satz: TiPP 4, Rheinbach
Fotos: 123rf; picturepeople, Bochum
Abbildungsnachweis: Seite 20, Christine Goerigk, Ludwigshafen
Herstellung: Sebastian Gerber, Bonn
Druck: Zimmermann Druck + Verlag GmbH, 58802 Balve

ISBN: 978-3-95443-227-1

Haftungsausschluss:
Alle Beiträge wurden mit Sorgfalt recherchiert und überprüft. Dennoch erfolgen alle Angaben ohne Gewähr. Weder die Redaktion noch der Verlag können für die in diesem Buch gemachten Angaben eine Haftung übernehmen. Die hier veröffentlichten Gesundheitsinformationen und Tipps können eine ärztliche Beratung und Betreuung nicht ersetzen. Die Beiträge enthalten keine individuellen Therapie-Ratschläge. Für die Behandlung von Beschwerden und Erkrankungen sollten Sie auf jeden Fall ärztlichen Rat einholen.

Ihre Meinung ist uns wichtig!
Haben Sie Fragen oder Anregungen zu diesem Buch? Dann schreiben Sie uns:
maxLQ, Leserservice
Koblenzer Str. 99, 53177 Bonn
info@fid-gesundheitswissen.de

Inhalt

Hinweis

Dieses Buch handelt von Diabetes Typ II. Alle Anregungen, Vorschläge und mein 28-Tage-Programm beziehen sich auf diesen Typ. Wenn ich in diesem Buch von Diabetes schreibe, ist immer Diabetes Typ II gemeint. Falls Sie mein 28-Tage-Programm angehen wollen, müssen Sie Typ-II-Diabetiker mit einer vorhandenen eigenen Insulinproduktion sein. Bitte lassen Sie sich dies im Vorfeld von Ihrem Arzt bestätigen. Ebenso müssen Sie Ihre Medikation während der 28 Tage mit Ihrem Hausarzt absprechen, denn Sie müssen sie in diesem Zeitraum deutlich verringern. Höchstwahrscheinlich können Sie in dieser Zeit Ihre Medikamente absetzen. Es besteht die Gefahr einer lebensbedrohlichen Unterzuckerung, wenn Sie während der 28 Tage weiter Medikamente gegen Diabetes nehmen. Ich als Autor und der FID-Verlag lehnen alle Haftungsansprüche ab.

Vorwort

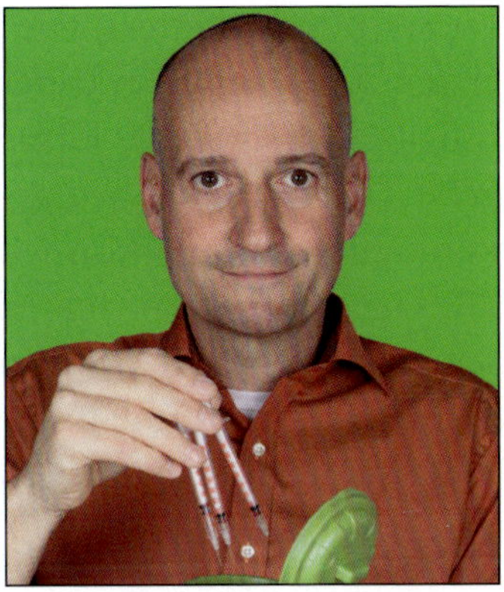

Mein Name ist Dr. med. Rainer Limpinsel. Im Alter von 40 Jahren wurde bei mir ein schwerer Diabetes Typ II diagnostiziert. Mein HbA1c (Glykohämoglobin) lag bei einem Wert von 14,1 Prozent. Er ist ein Maß für den mittleren Blutzuckerwert und wird auch als Langzeit-Blutzucker oder Blutzuckergedächtnis bezeichnet. Normalerweise beträgt dieser Langzeitwert für den Blutzucker unter 6 Prozent.

Ein Jahr lang habe ich Insulin gespritzt. Dann beschloss ich, meinen Diabetes zu besiegen. Diabetes kann man besiegen, keine Frage. Mein 28-Tage-Programm verknüpft wirkungsvoll althergebrachte Heilmethoden mit neuesten Erkenntnissen aus den Bereichen des Personal Coachings, des Mentaltrainings und der Ernährungsberatung. Heute lebe ich ohne jede Medikation mit einem HbA1c von unter 6 Prozent. Zudem habe ich dauerhaft 20 Kilogramm Gewicht abgenommen. Ich halte keine Diät, ich lebe ein genussvolles Leben. Ich esse Fleisch und trinke Alkohol. Ich leide keinen Hunger und esse mich stets satt.

Das sagt der HbA1c-Wert aus

HbA1c wird umgangssprachlich als Blutzuckergedächtnis bezeichnet. Je kleiner der Wert ist, desto tiefer war Ihr Blutzucker in den letzten acht Wochen vor der Messung. HbA1c wird in Prozent angegeben und gibt den Anteil der mit Zucker beladenen roten Blutkörperchen wieder. Der HbA1c liegt bei Gesunden zwischen 5 und 6 Prozent.

HbA1c	mittlerer Blutzucker in den letzten acht Wochen
4,7 %	70 mg/dL
5,3 %	90 mg/dL
6,5 %	130 mg/dL
7,4 %	160 mg/dL
8,6 %	200 mg/dL
9,8 %	240 mg/dL
11,6 %	300 mg/dL

Dieses Buch erläutert, wie Sie Ihren Diabetes ebenfalls besiegen können. Im ersten Teil erkläre ich Ihnen alle Fakten, die Sie als Laie über Diabetes wissen müssen. Ich lege die Ursachen und Auswirkungen von Diabetes offen. Ich gebe Tipps zu Ernährung und Lebensweise. Damit Sie alle Informationen konkret umsetzen können, finden Sie im zweiten Teil des Buches mein 28-Tage-Programm. Ich erkläre Ihnen Schritt für Schritt, was Sie tun müssen, um Ihren Diabetes zu besiegen. Ich spreche bewusst eine sehr klare Sprache und bemühe mich, auf Fremdworte zu verzichten. Wenn Sie sich an meinen 28-Tage-Plan halten, werden Sie Ihren Diabetes bekämpfen. Das garantiere ich Ihnen.

Das Buch „Diabetes natürlich bekämpfen – Das 28 Tage Programm für Diabetes Typ II“ war im Jahre 2012 mein erstes Buch über Diabetes. Seither ist viel passiert. Ich habe mittlerweile viele Öffentlichkeitstermine zum Thema Diabetes absolviert. Wir haben den hervorragenden Newsletter „Besser Leben mit Diabetes“ auf den Markt gebracht und ich habe weitere Bücher über Diabetes geschrieben.

Mein Blutzucker ist immer noch top – und zwar ohne jegliche Medikamente. Doch bezüglich Diabetes in der Gesellschaft ist alles schlimmer geworden. Neue erschreckende Zahlen übertreffen die Prognosen aus dem Jahr 2012. Es war an der Zeit, mein Buch zu überarbeiten. Doch die Grundaussage meines Buches bleibt bestehen – heute und für alle Zeiten: Wenn Sie sich an die Tipps in diesem Buch halten, werden Sie Ihren Diabetes auf natürliche Art bekämpfen. Mein Diabetes ist besiegt und der von vielen glücklichen Lesern auch.

Ich wünsche Ihnen viel Erfolg und alles Gute!

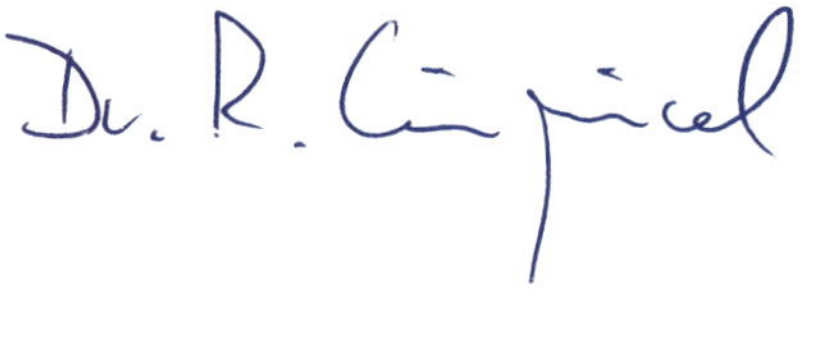

I. Diabetes

Was ist Diabetes

Wenn der Zuckergehalt Ihres Blutes zu hoch ist, haben Sie Diabetes. Dann ist Ihr Blut im wahrsten Sinne des Wortes zu süß. Normalerweise verschwindet Zucker aus Ihrem Blut in Ihre Körperzellen, wenn das Hormon Insulin dazu den Befehl gibt. Der gesunde Blutzuckerwert über den Tag beträgt 100 mg/dl. Das entspricht einem Verhältnis von einem einzigen Stück Würfelzucker in 40 Tassen Kaffee. Die Betazellen (Inselzellen) in der Bauchspeicheldrüse stellen das Hormon Insulin her. Ihr Blutzucker steigt, wenn Ihre Zellen keinen Zucker aus dem Blut aufnehmen.

Ihren Blutzucker bestimmen Ärzte hauptsächlich anhand zweier Messwerte.

1. *Nüchtern-Blutzucker:*
   Normalerweise liegt der Wert unter 90 mg/dL.
2. *Langzeit-Blutzucker (HbA1c):*
   Normalerweise liegt der Wert unter 6 %.

Drei Ursachen für Diabetes:

- Ihr Körper produziert kein Insulin (Diabetes Typ I, 5 % der Diabetiker).
- Ihr Körper bildet Antikörper gegen Ihr Insulin (ganz seltene Diabetesformen).
- Sie haben eine Resistenz gegen Insulin (Diabetes Typ II, 95 % der Diabetiker).

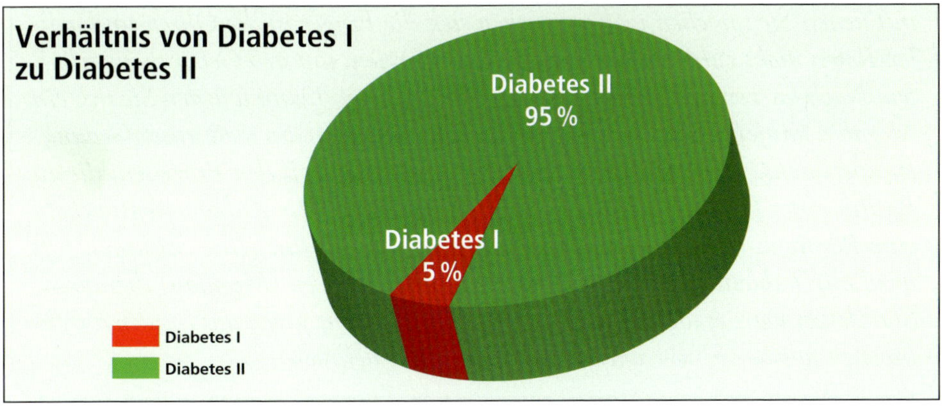

Diabetes Typ I hat eine andere Entstehungsgeschichte und ist die wesentlich heiklere Krankheit. Der Typ-I-Diabetiker kann schneller in ein Koma fallen. Er braucht immer Insulin, um überleben zu können.

Ganz anders ist es bei Ihnen mit **Diabetes Typ II**. Wenn ich es böse formulieren möchte, könnte ich sagen, Diabetes Typ II ist gar keine Krankheit, sondern ein freiwillig in Kauf genommener Zustand des Körpers.

Wenn Menschen zu viel und das Falsche essen und trinken, bekommen einige von ihnen Diabetes. Ähnlich ist es, wenn Sie einen Kater nach einer durchzechten Nacht haben oder einen Sonnenbrand, weil Sie ohne Sonnencreme am Strand gelegen haben. Keinen Sport zu treiben und Stress zu haben, erhöht die Wahrscheinlichkeit, Diabetes zu bekommen. Leider können Sie den Ausbruch von Diabetes nicht genau vorhersagen. Es wird immer Menschen geben, die alle Risikofaktoren haben und trotzdem niemals Diabetes bekommen werden. Dass Sie an Diabetes leiden, ist somit auch ein wenig Pech. Aber sehen Sie es positiv, Sie können Ihren Diabetes bekämpfen.

Das verstehen Sie unter Insulinresistenz:

Stellen Sie sich bitte einmal folgende absurde Situation vor: Alle Menschen, mit denen Sie sprechen wollen, stecken sich die Finger in die Ohren und wollen Ihnen nicht zuhören. Sie müssten laut schreien, um sich Gehör zu verschaffen. Nach kurzer Zeit würde Ihre Stimme versagen. Dann würden Sie sich ein Megafon kaufen und damit alle Menschen anbrüllen. So weit unser Gedankenexperiment. Diese Situation lässt sich vergleichen mit den Prozessen, die zu Beginn eines Diabetes ablaufen. Ihre Körperzellen (die Zuhörer) entwickeln eine Resistenz (Finger in die Ohren) gegen Ihr Insulin (Ihre Stimme). Oft wird mit Tabletten (laut schreien) und Insulinspritzen (Megafon) therapiert. Stattdessen wäre es viel sinnvoller, wenn die Resistenz gegen das Insulin durchbrochen würde (Finger wieder aus den Ohren nehmen).

Fakten, Fakten, Fakten: Sie sind nicht allein

Es gibt keine genauen Zahlen, wie viele Menschen weltweit an Diabetes leiden. Das liegt unter anderem daran, dass viele Diabetiker von ihrer Krankheit nichts wissen. Auf jeden Fall sind es gewaltige Zahlen. Die International Diabetes Federation (IDF) spricht von derzeit weltweit 366 Millionen Diabetikern. Im Jahr 2000 betrug die Zahl noch 171 Millionen. 2030 werden laut Schätzung der IDF 552 Millionen Menschen an Diabetes erkrankt sein. Aktuell spricht die Weltgesundheitsorganisation (WHO) weltweit von 350 Millionen Diabetikern und prognostiziert für das Jahr 2030 insgesamt 700 Millionen Diabetiker. In Deutschland leben heute etwa 7 bis 8 Millionen Diabetiker. 2 Millionen ahnen nichts von ihrem zu hohen Blutzucker.

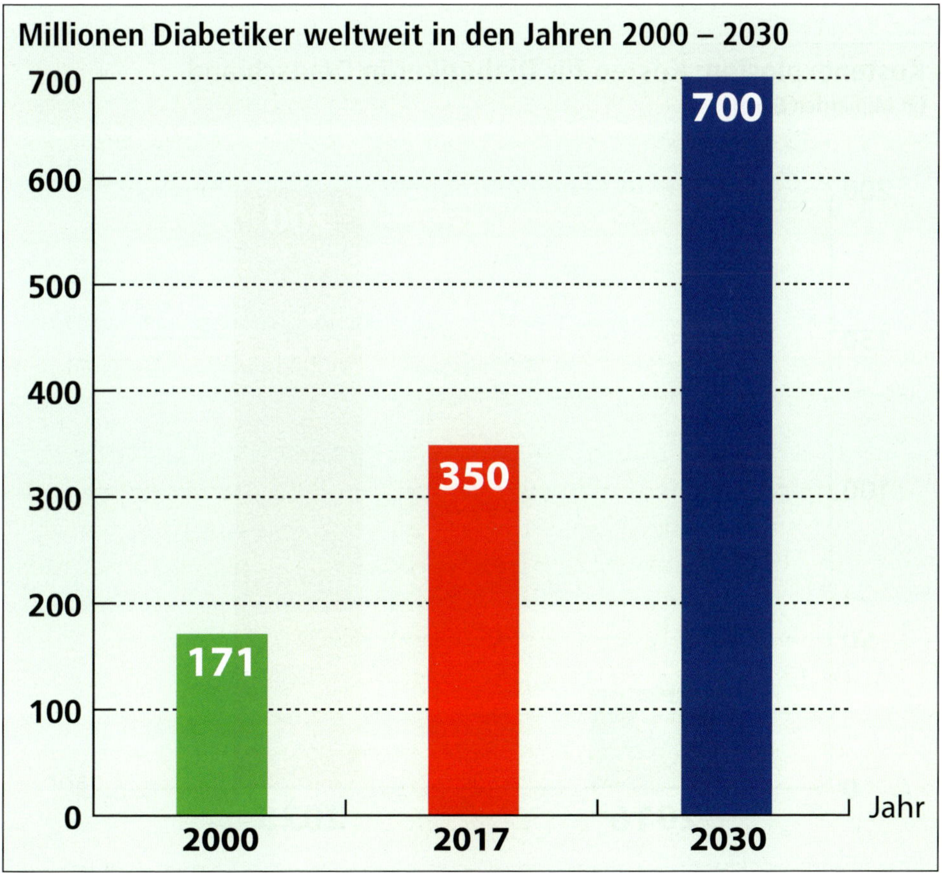

Die Zahlen schwanken, weil die Wissenschaftler die Dunkelziffer der unerkannten Erkrankungen nur schätzen können. Sie können davon ausgehen, dass weltweit bis zu 20 Prozent der Erwachsenen an einer Insulinresistenz leiden. Eine Insulinresistenz ist die Vorstufe zum Diabetes. Diese Zahlen werden in Zukunft noch steigen. Ein nach 2002 geborenes Kind hat ein Risiko von 30 Prozent, im Erwachsenenalter an Diabetes zu erkranken. Diabetes ist die Krankheit mit der höchsten Zuwachsrate weltweit.

Diabetes ist teuer. Diabetes wird unsere Gesellschaft in der Zukunft so viel Geld kosten, dass wir sofort etwas gegen Diabetes tun müssen. Sonst wird unser Gesundheitssystem zusammenbrechen. Für Deutschland veröffentlichten die Deutsche Diabetes Stiftung (DDS) und die Deutsche Diabetes Gesellschaft (DDG) folgende Zahlen:

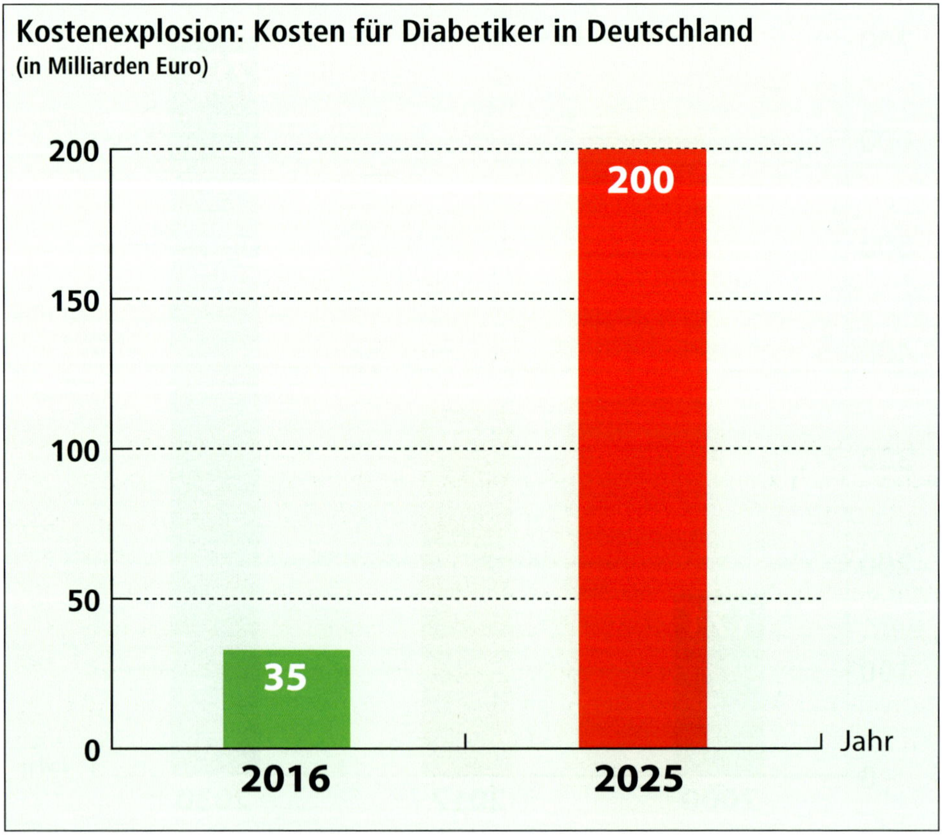

Ein Kind von dreien wird als Erwachsener Diabetes bekommen.

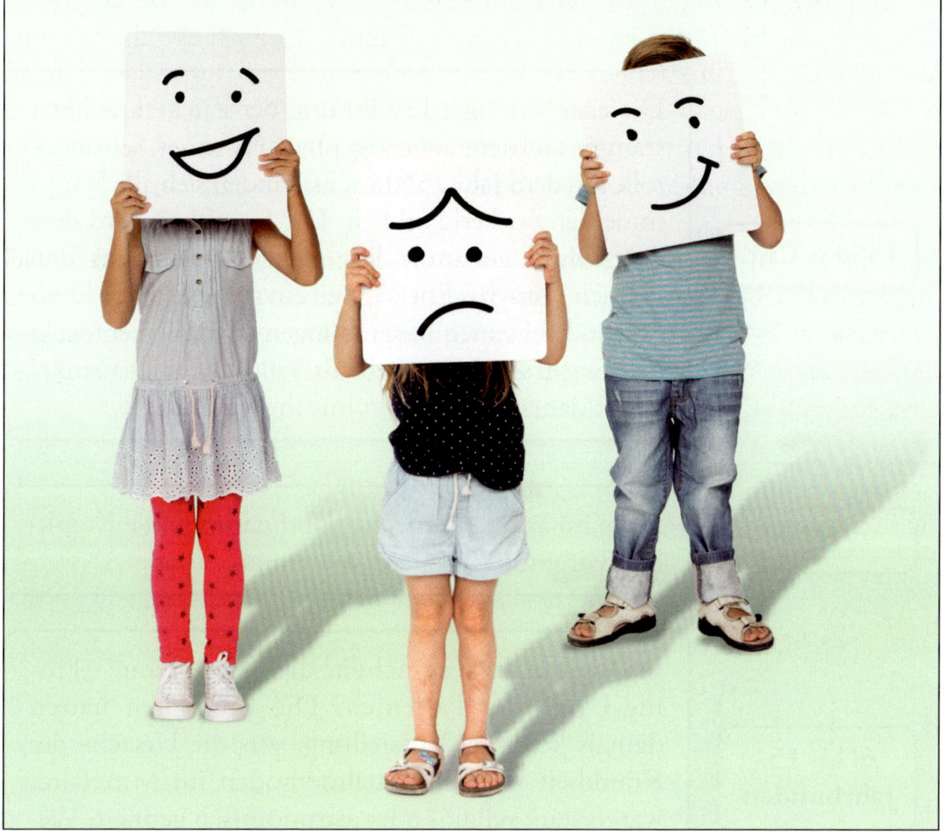

© 123rf.com – rawpixel

2016 wurden in Deutschland 35 Milliarden Euro für Zuckerkranke ausgegeben. Fachleute rechnen mit Ausgaben von mehr als 200 Milliarden Euro im Jahr 2025. In Deutschland gibt es jährlich 40.000 Amputationen wegen Diabetes. Ein Diabetiker mit Folgeerkrankungen ist im Durchschnitt viermal so teuer wie ein normaler Patient einer Krankenkasse. Die Erblindung aufgrund der Schädigung der Netzhaut durch Diabetes ist die Hauptursache für Erblindungen in Industrieländern. Ein Land wie China verliert nach Schätzungen der WHO bis zu 550 Milliarden US-Dollar allein aufgrund der vorzeitigen Todesfälle durch Diabetes. Die meisten tödlichen Nierenerkrankungen werden durch Diabetes ausgelöst.

Historisches

1550 v. Chr.

Die erste bezeugte Erwähnung der Zuckerkrankheit stammt aus dem alten Ägypten. Auf einer Schriftenrolle aus dem Jahr 1550 v. Chr. finden sich alle Symptome der Zuckerkrankheit. Die Krankheit wird dort „Harnflut“ genannt. Die Schriftenrolle hat den Namen „Papyrus Ebers“, weil ein gewisser Herr Ebers sie 1862 bei seinen Ausgrabungen in Theben entdeckt hat. Es gab somit vor mehr als 3500 Jahren Diabetiker in der damaligen Hochkultur in Ägypten.

0

Ärzte im antiken Griechenland nannten die Krankheit vor etwa 2000 Jahren erstmals „Diabetes“.

6. bis 15. Jahrhundert

Im Mittelalter sprachen die Ärzte vom „Honig-Urin“ der Patienten. Die Menschen hatten damals keinerlei Vorstellung, was die Ursache der Krankheit war. Die Heilmethoden im Mittelalter waren stark religiös oder astronomisch geprägt. Vieles davon ist für unser heutiges Wissen reine Scharlatanerie.

1869

Paul Langerhans entdeckte im Jahr 1869 unter dem Mikroskop zum ersten Mal Zellen in der Bauchspeicheldrüse des Menschen, die wie kleine Inseln aussahen. Diese tragen bis heute den Namen „Langerhanssche Inselzellen“. Dass diese Zellen Insulin herstellen und somit den Blutzucker regulieren, war Herrn Langerhans unbekannt.

Im Jahre 1871 gab es eine große Hungersnot in Paris. Erstaunt stellten die damaligen Ärzte fest, dass während der Hungersnot weniger Menschen unter Diabetes litten.	**1871**
Um das Jahr 1910 taucht zum ersten Mal der Begriff „Insulin" auf. Die Forscher benannten damit die noch unentdeckte Substanz, die im Körper den Zuckerhaushalt regulieren musste.	**1910**
Im Jahr 1921 konnte erstmals Insulin in größeren Mengen isoliert werden. Der erste Patient, der Insulin erhielt, war ein 14-jähriger Junge, der aufgrund seines Diabetes Typ I im Sterben lag. Die Injektionen mit Insulin brachten eine sofortige Besserung seines Zustandes. Die Rettung des Jungen galt damals als ein Wunder und war der Durchbruch in der Therapie des Diabetes Typ I.	**1921**
1965 gab es die ersten Teststreifen zur Blutzuckerselbstbestimmung zu kaufen.	**1965**
1985 kam der erste Insulinpen auf den Markt.	**1985**

Warum müssen Menschen essen?

Unser Körper besteht aus winzig kleinen Zellen. Im Inneren dieser Zellen muss ein Stoff namens Adenosintriphosphat (ATP) vorhanden sein. ATP ist das „Benzin“ für jede Zelle. Gehirnzellen brauchen ATP zum Denken, Muskelzellen brauchen ATP für ihre Bewegung. Um ATP zu produzieren, müssen wir Menschen essen. Alles, was wir essen und trinken, wird durch Mund, Speiseröhre und Magen in den Darm transportiert. Unser Darm ist mehrere Meter lang. Im Darm wird alle Flüssigkeit durch die Darmwand aufgesogen und zur Leber abgegeben. Feste Stoffe verbleiben im Darm, sie können die Darmwand nicht durchdringen. Der Darm spült mittels Wasserverdünnung alle Nährstoffe aus fester Nahrung heraus und transportiert diese Nährstoffe zur Leber. Der unbrauchbare Rest der festen Nahrung wird als Kot ausgeschieden. Somit kommen alle Nährstoffe (Kohlenhydrate, Fette, Eiweiß, Vitamine, Mineralien) zuerst in die Leber.

Die Leber ist die chemische Fabrik unseres Körpers. Sie stellt aus den Kohlenhydraten der Nahrung Zucker her. Diesen Zucker gibt die Leber in das Blut ab, denn über den Blutkreislauf wird jede Zelle des Körpers mit Zucker versorgt. Der Zucker schwimmt im Blut. Die Zellen können den Zucker aus dem Blut nur aufnehmen, wenn das Hormon Insulin ebenfalls im Blut schwimmt. Das Insulin wirkt wie ein Schlüssel, der die Haustür zur Zelle aufschließt. Ohne Insulin bleibt die Haustür zur Zelle geschlossen. Das Insulin wird in der Bauchspeicheldrüse (Pankreas) produziert. Wenn der Zucker dank des Insulins in die Zelle eintritt, kann die Zelle den Zucker in ihrem Inneren zur Energiegewinnung benutzen. Am Ende stellt jede Zelle aus Zucker das ATP her.

Normaler Stoffwechsel

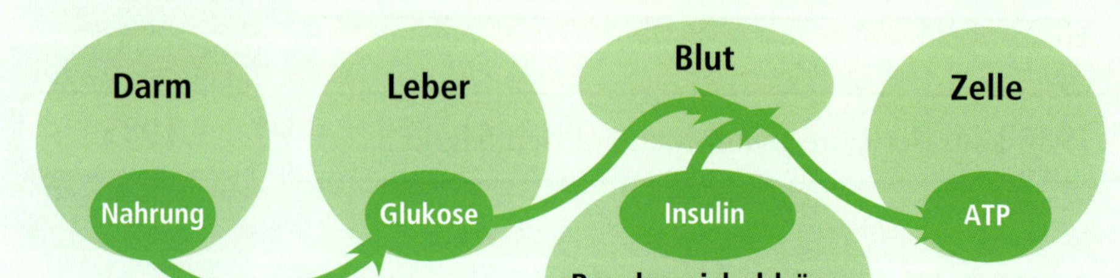

So stellen Sie Diabetes fest

Ein handfester Diabetes weist eigene Alarmsignale auf. Leider können Sie Diabetes nicht riechen, schmecken oder fühlen. Diabetes tut nicht weh. Die überwiegende Mehrheit der Diabetiker hat bei Ausbruch des Diabetes keinerlei Beschwerden. Letzten Endes gibt deshalb nur eine Blutuntersuchung beim Hausarzt oder in der Apotheke Auskunft darüber, ob Sie an Diabetes leiden. Ab dem 40. Lebensjahr sollten Sie generell alle zwei Jahre eine Blutabnahme beim Hausarzt durchführen lassen.

Warnhinweise für eine Insulinresistenz:

- **Schläfrigkeit:** Ihr Körper ist so sehr mit seinem Stoffwechsel belastet, dass Sie dauernd müde sind.
- **Infektionen im Mundraum:** Diabetes erleichtert es Bakterien, eine Entzündung hervorzurufen.
- **Häufige grippale Infekte:** Was für Bakterien gilt, trifft auch für Viren zu. Leiden Sie oft an Husten oder Schnupfen, kann dies ein Zeichen für Diabetes sein.
- **Bauchfett:** Messen Sie mit einem Maßband Ihren Bauchumfang in Höhe des Bauchnabels. Frauen sollten hier unter 88 cm haben, Männer unter 102 cm.
- **Depressionen:** Menschen mit Diabetes sind häufiger depressiv. Hat sich in letzter Zeit Ihr Gemütszustand verschlechtert? Noch dazu ohne Anlass?
- **Herabgesetzte Denkfähigkeit:** Ein beginnender Diabetes kann sich in einem schlechteren Gedächtnis, verminderter Kreativität und einer allgemein verschlechterten Gehirnleistung zeigen.
- **Vererbung:** Sind Ihre direkten Verwandten an Diabetes erkrankt? Dann haben auch Sie rein rechnerisch ein größeres Risiko.
- **Aufgedrehtheit:** Liegen Sie nachts wach und gehen Ihnen tausend Dinge durch den Kopf? Hat sich Ihr Einschlafverhalten verschlechtert?
- **Kraftlosigkeit:** Ist Ihre Leistungsfähigkeit gesunken? Fühlen Sie sich schlapp?

Achten Sie auf folgende Alarmsignale:

1. **Gewichtsabnahme:** Haben Sie mehr als 5 Kilogramm abgenommen, ohne etwas an Ihren Lebensgewohnheiten zu ändern (Ernährung, Sport, Alkohol)?
2. **Extremes Durstgefühl:** Ein starker Durst, der durch Trinken nicht wirklich verschwindet, ist ein Leitsymptom für Diabetes.
3. **Starker Harndrang:** Dies ist sozusagen die Folge des starken Durstes. Wenn Sie viel trinken, müssen Sie auch viel wasserlassen. Der Durst bleibt trotzdem bestehen.

Wenn Sie die genannten Symptome verspüren, sollten Sie einen Arzt aufsuchen. Nur eine Laboruntersuchung Ihres Blutes gibt Ihnen Sicherheit, ob Sie an Diabetes leiden. Am besten lassen Sie sich beim Hausarzt Blut abnehmen. Er wird Ihnen sagen, woher Ihre Beschwerden kommen, wenn kein Diabetes dahintersteckt. Es ist ganz wichtig, dass Sie morgens wirklich nüchtern zur Blutabnahme gehen. Das heißt, Sie haben seit mindestens 8 Stunden nichts gegessen und getrunken. Am Abend zuvor haben Sie keinen Alkohol getrunken (Alkohol verbessert den Blutzucker). Ein Glas Wasser am Morgen ist erlaubt. Ebenso wichtig ist, dass Sie ohne große körperliche Anstrengung zum Hausarzt gelangen. Langes Fahrradfahren und Spazierengehen bessert Ihre Werte und verfälscht Ihren Blutzucker ins Positive. Sollte Ihnen der Besuch beim Hausarzt zu aufwendig sein, kann ein schneller Test in der Apotheke Auskunft geben. Der Test dauert ein paar Minuten und ist meist kostenlos. Folgende Tests sind hier möglich:

Test 1: Teststreifen aus der Apotheke

In der Apotheke gibt es Teststreifen, die den Zuckergehalt des Urins messen. Lassen Sie sich einen Teststreifen mit nach Hause geben und das Vorgehen erklären. Der Test wird so ablaufen, dass Sie den Teststreifen mit Urin benetzen müssen. Nach einer Zeit des Abwartens wird der Teststreifen seine Farbe ändern. Leider zeigen diese Urinteststreifen nur sehr hohe Zuckerwerte an. Wenn der Urinteststreifen positiv reagiert, sind Sie bereits schwer zuckerkrank. In diesem Falle müssen Sie sofort zu einem Arzt. Sind Sie nur moderat an Diabetes erkrankt, bleibt der Urinteststreifen stumm. Deshalb empfehle ich Test 2 oder Test 3.

Test 2: Blutzuckermessung in der Apotheke

Gehen Sie morgens nach dem Aufstehen in die Apotheke. Wichtig ist, dass Sie nüchtern bleiben und nichts essen oder trinken. Ein Glas Wasser ist erlaubt. Große körperliche Anstrengung bei der Anreise sollten Sie vermeiden. Bitten Sie den Apotheker, mittels einer Lanzette einen Tropfen Blut zu gewinnen. Das ist im Ohrläppchen schmerzlos möglich. Mittels eines Blutzuckermessgerätes kann der Apotheker Ihren Blutzuckerwert bestimmen. Hier gilt:

Wert unter 90 mg/dL	Sie haben keinen Diabetes.
Wert zwischen 90–120 mg/dL	Sie haben eventuell einen beginnenden Diabetes, die Messung muss nochmals an einem anderen Tag wiederholt werden.
Wert über 120 mg/dL	Sie haben einen handfesten Diabetes. Sie müssen sofort einen Arzt aufsuchen.

Test 3: Glukosetoleranztest in der Apotheke

Ist frühes Aufstehen oder Nüchternbleiben nicht in Ihrem Sinne, können Sie wie folgt verfahren. Erzählen Sie dem Apotheker aber unbedingt, was Sie getan haben, denn Ihre Werte werden viel höher sein als bei Test 2. Nennen Sie Ihrem Apotheker das Wort „Glukosetoleranztest“, dann weiß er Bescheid. Ihr Vorgehen: 120 Minuten, bevor Sie in der Apotheke eintreffen werden, trinken Sie einen halben Liter (500 mL) zuckerhaltige Limonade oder Cola. Alternativ können Sie eine Tafel Schokolade essen. Keine Light-Produkte! Ab diesem Moment nehmen Sie gar nichts mehr zu sich. Die Blutabnahme verläuft wie in Test 2 beschrieben, aber für die Auswertung der Werte gilt Folgendes:

Wert unter 140 mg/dL	Sie haben keinen Diabetes.
Wert zwischen 140–200 mg/dL	Sie haben eventuell einen beginnenden Diabetes, die Messung muss nochmals an einem anderen Tag wiederholt werden.
Wert über 200 mg/dL	Sie haben einen handfesten Diabetes. Sie müssen sofort einen Arzt aufsuchen.

Diese Folgeerkrankungen gibt es

Wenn Ihr Blutzucker über Jahre zu hoch ist, kommt es im Körper zu sehr ernsten Folgeschäden. Diese Folgeschäden bleiben bestehen, auch wenn Sie Ihren Blutzucker wieder in den Griff bekommen. Achten Sie Ihr Leben lang auf gute Blutzuckerwerte, dann bleiben die Folgeschäden von Diabetes aus. Der Langzeitwert HbA1c sollte unter 7 Prozent liegen. Alle Folgeerkrankungen aufgrund Diabetes lassen sich auf folgendes Phänomen zurückführen:

Diabetes macht Ihre Adern kaputt.

Diabetes schädigt Ihre Adern, indem er sie verstopft. Das Blut kann nicht mehr fließen und Ihr Gewebe wird unterversorgt mit Sauerstoff. Es hat sich in der Medizin eingebürgert, zwischen dicken und dünnen Adern zu unterscheiden. So sprechen Mediziner von einer Makroangiopathie (Probleme mit dicken Adern) und einer Mikroangiopathie (Probleme mit dünnen Adern).

Große und kleine Adern

Im Körper des Menschen geht vom Herzen die Hauptschlagader ab. Diese Hauptschlagader ist so dick und stark wie ein Gartenschlauch. Der Druck an dieser Stelle ist sehr hoch. Von dieser Hauptschlagader zweigen verschiedene kleinere Schlagadern ab, etwa in die Arme und Beine, zum Kopf und zu allen inneren Organen. Die Adern verzweigen sich immer mehr. Je weiter weg das Herz liegt, desto feiner werden die Adern und desto geringer wird der Blutdruck in den Adern. Am Ende wird jede Zelle des Körpers mit einer eigenen Mini-Ader versorgt – den sogenannten Kapillaren. Eine Kapillare ist viel dünner als ein menschliches Haar. Es passt so eben ein einzelnes rotes Blutkörperchen durch eine Kapillare. Das ist der Sinn einer Kapillare, jedes einzelne rote Blutkörperchen gibt seinen Sauerstoff in der Kapillare an die Zellen ab. Dazu muss sich das Blutkörperchen an der Wand der Kapillare reiben können.

Folgeerkrankungen von Diabetes durch Schäden in den großen Adern:

- **Herzinfarkt**
- **Schlaganfall**
- **Durchblutungsstörung der Beine**

Herzinfarkt: Fachausdruck: Myokardinfarkt. Diabetes verstopft die Adern zum Herzen. 60 Prozent der Menschen mit Herzinfarkt haben Diabetes.

Schlaganfall: Fachausdruck: Apoplex. Diabetes verstopft die Adern zum Gehirn. Mindestens 20 Prozent aller Patienten mit Schlaganfall haben Diabetes. Für Diabetiker besteht ein 4x höheres Risiko, einen Schlaganfall zu bekommen.

Durchblutungsstörung der Beine: Fachausdruck: Periphere arterielle Verschlusskrankheit. Diabetes verstopft die Adern in den Beinen. Dies kann zu einer Amputation führen. Diabetiker leiden 5x häufiger an einer Durchblutungsstörung der Beine. Sind die Beine betroffen, ist fast immer auch eine Durchblutungsstörung an Herz und Gehirn gegeben. Das Risiko für Schlaganfall und Herzinfarkt ist erhöht.

Folgeerkrankungen von Diabetes durch Schäden in den kleinen Adern:

- **Erblindung**
- **Nierenschaden**
- **Nervenschaden**

Erblindung: Fachausdruck: Diabetische Retinopathie. Diabetes zerstört die Kapillaren der Netzhaut im Auge. Diabetes ist die häufigste Ursache von Erblindungen im Alter von 20 bis 74 Jahren. Nach 20 Jahren Diabetes haben 60 bis 80 Prozent der Diabetiker Sehverluste.

Nierenschaden: Fachausdruck: Diabetische Nephropathie. Diabetes zerstört die Kapillaren in den Nieren. 40 Prozent aller Diabetiker entwickeln einen Nierenschaden. Menschen, die erstmalig an die Dialyse müssen, sind zu über 40 Prozent Diabetiker.

Nervenschaden: Fachausdruck: Diabetische Neuropathie. Diabetes zerstört die Kapillaren in kleinen Nerven. Es beginnt mit einem Verlust des Vibrationsempfindens in den Füßen. Danach treten Störungen der Empfindungen von Temperatur und Schmerz auf. Es kann zu dauerndem Kribbeln und Jucken kommen.

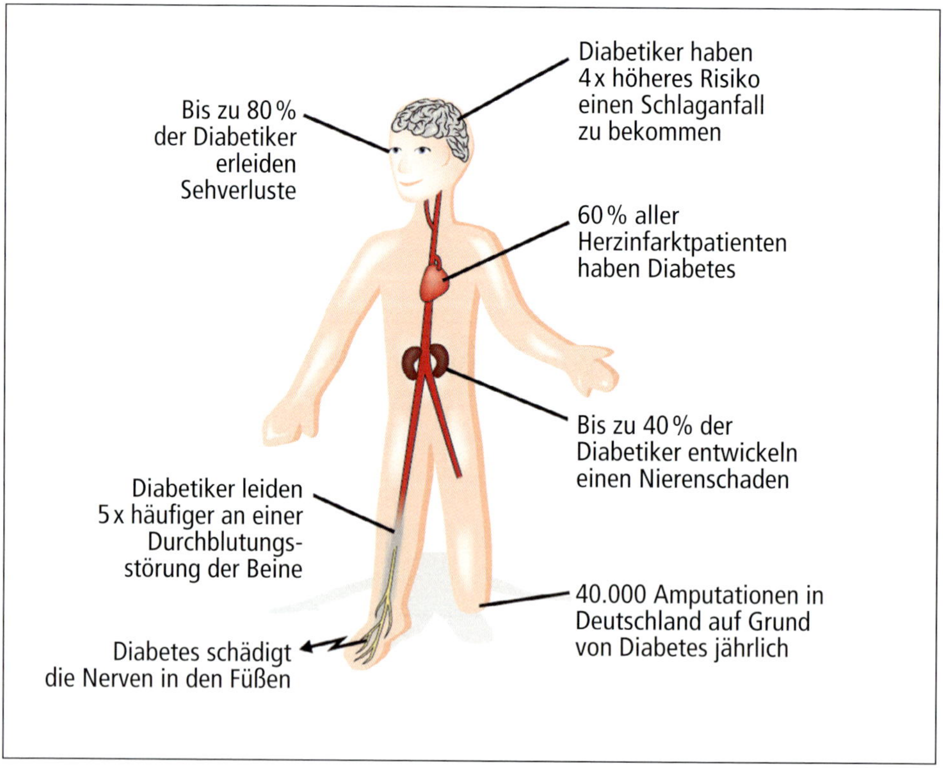

Streichen Sie Lebensmittel für Diabetiker

Lebensmittel speziell für Diabetiker sind Unsinn. Sie sind kontraproduktiv. Sie als Diabetiker müssen weg von Ihrer Sucht auf Süßes. Light-Produkte funktionieren nicht. Light-Produkte sind ausgeklügelte Chemie-Bomben. Unser Körper kommt damit nicht klar. Nach jahrelangen Protesten von Forschern, die ebenfalls keinen Heilungserfolg bei der Verwendung von Diabetiker-Lebensmitteln beweisen konnten, ist seit 2012 Schluss damit. Der Paragraf für Diabetiker-Lebensmittel wurde ersatzlos gestrichen. Diabetiker-Lebensmittel enthalten oftmals mehr Kalorien und Fett als normale Lebensmittel. Für die Hersteller waren Diabetiker-Lebensmittel ein großes Geschäft. Sie haben mehr als 500 Millionen Euro im Jahr damit umgesetzt. Wenn Sie Ihre Ernährung nach meinen Prinzipien umstellen, benötigen Sie keine Diabetiker-Produkte.

Misstrauen Sie der Lebensmittelindustrie

Diätprodukte: Bis zum heutigen Tage existiert keine Wunderpille gegen Übergewicht. Spezielle Diättabletten zeigen keine Wirkung. Es sind unbewusste Änderungen in Ihrem Essensverhalten, die Sie abspecken lassen.

Light-Produkte: Der Gesetzgeber erlaubt eine fürchterliche Definition für den Begriff „light". So gibt es Light-Produkte, die mehr Kalorien enthalten als das konventionelle Produkt. Ebenso darf sich ein Lebensmittel „light" nennen, wenn es 40 Prozent weniger Fett, aber dafür 125 Prozent mehr Zucker enthält.

Fettreduzierte Lebensmittel: Gutes Fett macht Sie nicht dick, denn gutes Fett macht Sie lange satt. Dieser Effekt fehlt bei fettreduzierten Lebensmitteln. Dann essen Sie doppelt und dreifach. Im Endeffekt nehmen Sie zu.

Süßstoffe: Schon im Jahr 1986 bewies eine Studie an 80.000 Frauen, dass Süßstoffe nicht schlank machen. 2013 zeigten israelische Forscher, dass Süßstoffe direkt Diabetes auslösen können. Denn Süßstoffe stören die Verdauungsbakterien (Mikrobiom).

Vitaminzusätze: Industrielles Essen wird durch zugesetzte Vitamine keinesfalls gesund. Gesund für uns Menschen ist natürliche, frisch zubereitete Nahrung. Zu viele Vitamin-Tabletten können sogar schaden.

Ersetzen Sie wirkungsvoll Ihre Tabletten gegen Diabetes

Tabletten gegen Diabetes senken Ihren Blutzucker-Langzeitwert HbA1c um maximal 1 Prozent. Das schaffen Sie auch mit meinem 28-Tage-Programm. Trotzdem möchte ich kurz auf Tabletten gegen Diabetes eingehen. Alle Wirkungen der Tabletten können Sie ebenso auf natürlichem Wege erreichen.

Sulfonylharnstoffe verbessern die Wirkung des Insulins. Gleiches können Sie durch Sport erreichen. Dazu steigern Sulfonylharnstoffe die Leistung Ihrer Bauchspeicheldrüse. Ihre Bauchspeicheldrüse muss stets auf Höchstleistung Insulin produzieren. Somit besteht die Gefahr, dass Ihre Bauchspeicheldrüse eines Tages ausgebrannt ist. Als Nebenwirkung der Sulfonylharnstoffe gilt die Unterzuckerung mit der Gefahr einer Ohnmacht.

Metformin hemmt die Herstellung von Zucker in der Leber. Einen ähnlichen Effekt können Sie durch das Essen guter Kohlenhydrate erreichen. Metformin sollten Sie nicht zusammen mit Alkohol einnehmen.

Glinide verbessern die Insulinausschüttung Ihrer Bauchspeicheldrüse. Ihre Bauchspeicheldrüse muss stets auf Höchstleistung arbeiten. Wenn Sie Gewicht abnehmen, brauchen Sie keine höhere Insulinausschüttung. Glinide werden aufgrund unbewiesener Wirkung nicht mehr von den Kassen bezahlt.

Arcabose verzögert die Aufnahme von Kohlenhydraten im Darm. Das Gleiche geschieht, wenn Sie gute Kohlenhydrate wie Vollkornbrot essen. Eine bekannte Nebenwirkung von Arcabose ist das Auftreten sehr starker Blähungen.

Glitazone verbessern die Insulinresistenz. Gleiches können Sie durch ein kurzes Fasten erreichen. Glitazone haben schwere Nebenwirkungen auf Herz und Knochen. Glitazone werden deshalb nicht mehr von den Kassen bezahlt.

Gliptine erhöhen die Glukoseaufnahme der Zellen. Gleiches können Sie durch Sport erreichen.

Inkretin-Analoga sind keine Tabletten, sondern Spritzen. Sie regen die Insulinproduktion an und unterdrücken den Gegenspieler des Insulins, das Hormon Glukagon. Sie machen Sinn bei sehr übergewichtigen Diabetikern. Sport und Vollkornbrot erwirken einen vergleichbaren Erfolg.

Inkretin-Verstärker wirken genau wie die Inkretin-Analoga, nur dass es Tabletten sind. Deswegen können Sie Inkretin-Verstärker gegen Bewegung und Ernährungsumstellung austauschen.

SGLT-2-Hemmer heißen auch Gliflozine und scheiden Zucker über die Nieren aus. Ihr Urin wird süß. Die Gefahr für eine bakterielle Entzündung Ihrer Harnwege steigt dramatisch an.

Das bewirken Insulinspritzen Das letzte Mittel gegen Diabetes ist die Injektion von Insulin. Noch können Sie Insulin nicht in Tablettenform schlucken. Wahrscheinlich wird es in der Zukunft möglich sein, den Blutzucker zu messen und Insulin zu geben, ohne sich pieksen zu müssen. Das könnten wir als großen Fortschritt feiern. Ich sehe diese Aussicht als letzte Stufe einer perfekten Perversion. Statt das Übel zu bekämpfen, wird die Krankheit bequem gemacht. Wer weiß, vielleicht werden in der Zukunft Süßigkeiten direkt beim Hersteller mit Insulin gefüllt.

Die schiere Menge des gespritzten Insulins zwingt die Zellen, den Zucker in ihr Inneres aufzunehmen. Die Zellen reagieren trotz ihrer Insulinresistenz. Die Insulinresistenz bleibt bestehen. Vergleichen Sie diese Situation mit folgender Vorstellung. Sie sind auf einem Stadtfest und die laute Musik einer schlechten Kapelle gefällt Ihnen überhaupt nicht. Sie stecken sich die Finger in die Ohren, um Ihre Ruhe zu haben. Daraufhin dreht die Kapelle nochmals sehr viel lauter und Sie sind gezwungen, doch der ungeliebten Musik zu lauschen. So ungefähr müssen sich die Zellen eines Diabetikers fühlen, der Insulin spritzt. Der Körper wird mit Insulin überschwemmt. Nur so kann der Stoffwechsel wieder ablaufen. Das funktioniert, ist aber kein wünschenswerter Zustand.

Wie Ärzte mit Diabetes umgehen

Ich habe an eigenem Leibe erfahren, wie unser Gesundheitssystem mit Diabetikern umgeht. Ich war 40 Jahre alt, als bei mir Diabetes diagnostiziert wurde. Ich war viel zu jung für diese Diagnose. Jeder hätte alles daransetzen müssen, meinen Diabetes zu bekämpfen. Doch kein Arzt empfahl mir jemals, mein Gewicht zu reduzieren und meine Essgewohnheiten umzustellen. Beim Internisten legte mir stattdessen eine selbst recht füllige Diätassistentin eine Broschüre hin. In dieser Broschüre war aufgelistet, wie viele Einheiten Insulin ich bei welchem Essen spritzen sollte. Auf Seite 1 standen alle Produkte einer großen amerikanischen Bulettenbraterei. Das ist der falsche Weg.

Ihnen als Diabetikern muss gesagt werden, dass Sie Ihre Krankheit besiegen können.

- Sie werden keine Diät halten, jede Diät ist zum Scheitern verurteilt.
- Sie werden andere Lebensmittel essen als früher. Ihre alte Ernährung hat Sie krank gemacht.
- Sie dürfen sich bei jeder Mahlzeit satt essen.
- Sie sollen mit Genuss essen.
- Genießen Sie das Leben.

Seit ich meinen HbA1c (den Langzeitwert für den Blutzucker) nur durch Ernährungsumstellung von 14,1 auf 6 Prozent gesenkt habe, stelle ich fest, dass viele Ärzte diese Methode zunächst für unmöglich halten. Es entspricht nicht der gängigen Auffassung unter Ärzten, meine Werte waren zu schlecht. Viele befreundete Ärzte erzählen meine Krankengeschichte nun ihren Patienten als positives Beispiel.

Sie als Diabetiker müssen sich an die eigene Nase fassen. Was wollen Sie von Ihrem Arzt verlangen, wenn Sie selbst nicht bereit sind, einen Finger zur Bekämpfung Ihres Diabetes zu krümmen? Wenn Sie als Diabetiker alles weiterlaufen lassen wie bisher, wird der Diabetes bleiben. Daran gibt es nicht den Hauch eines Zweifels. Noch gibt es keine Wunderpille.

Denken Sie jetzt positiv

Viele Diabetiker leiden zusätzlich zum Diabetes unbewusst an schlechter Laune. Dies kann sich bis zu einer Depression ausweiten. Das hängt unter anderem damit zusammen, dass sie sich Vorwürfe machen und Schuldgefühle haben, weil Sie ahnen, dass Ihre Krankheit mit Ihrer falschen Lebensführung zusammenhängt. Schuldgefühle steigern unbewusst die Lust auf Süßes, der Diabetes bleibt. Ein Teufelskreis entsteht.

Um diesen Teufelskreis zu durchbrechen, ist es Ihnen erlaubt, zunächst einen Teil der Schuld auf die Gesellschaft und die herrschenden Umstände zu schieben. Es wird Ihnen heutzutage viel zu leicht gemacht, sich ungesund zu ernähren. Doch weiterhin müssen Sie sich fragen, welche Muster in Ihnen ablaufen, die immer wieder dazu führen, zu viel und ungesund zu essen. Ich gehe gegen Ende des Buches noch genauer auf dieses Thema ein.

Es hat immer einen Grund, warum Sie als Diabetiker dick geworden sind. Diese Ursache ist meist sehr subtil.

Mögliche Gründe für Fettleibigkeit sind:

- Sie möchten groß und stark sein, aber Sie sind zu faul für Krafttraining.
- Sie haben Probleme im Job, in der Familie oder mit Ihrer Sexualität.
- Ihre Familie hat in Ihrer Kindheit Süßigkeiten mit Geborgenheit verknüpft.
- Sie möchten nicht dünn sein, wenn alle anderen dick sind.
- Sie belohnen sich mit Essen.

Sehen Sie den Ausbruch Ihres Diabetes positiv: Ihr Körper sendet Ihnen ein Signal, dass es Zeit ist, Ihr Leben zu ändern.

II. Diabetes besiegen

So bekämpfen Sie Ihren Diabetes in drei Schritten

Diabetiker haben eine Resistenz der Körperzellen gegen das eigene Insulin. Bei Ausbruch der Krankheit ist genug eigenes Insulin vorhanden. Ohne die Resistenz würde der Stoffwechsel normal ablaufen. Wenn Sie Ihren Diabetes besiegen wollen, müssen Sie drei Dinge tun:

1. **Sie wollen Gewicht abnehmen, dazu wollen Sie Ihre Ernährung umstellen.**
2. **Sie wollen Ihren Stress reduzieren.**
3. **Sie wollen sich körperlich bewegen.**

Die in diesem Buch beschriebene 28-Tage-Programm mit anschließender Umstellung Ihrer Essgewohnheiten stellt die beste Bekämpfung eines Diabetes dar. Sie ist kostenfrei, einfach und sicher. Als einzige Nebenwirkung wird eine Steigerung Ihrer Lebenslust eintreten. Sie werden dauerhaft dünner sein. Es gibt kein Geheimnis bei diesem Programm, es gibt keine Wunderpillen. Ich verfolge keinen neuen Ansatz, obwohl ich die neuesten Erkenntnisse auf dem Gebiet des Coaching und der Ernährungsberatung berücksichtige. Alle Mediziner auf dieser Welt haben im Studium gelernt, dass eine Gewichtsreduktion der Schlüssel zur Bekämpfung von Diabetes ist. Der berühmte Arzt Paracelsus führte schon um 1520 eine Diät für Diabetiker ein. In jedem Lehrbuch der Inneren Medizin steht an erster Stelle der Diabetestherapie die Gewichtsabnahme. Tabletten und Insulin dürften laut Lehrbuch erst gegeben werden, wenn trotz Gewichtsreduktion keine Besserung eintritt. Genau da liegt das Problem. Patienten und Mediziner haben sich damit abgefunden, dass die Kranken gar nichts ändern und sie stattdessen lebenslang abhängig von Tabletten und Insulin werden.

Ernährungsumstellung: Nehmen Sie erfolgreich ab

Wenn ich Ihnen sage, dass Sie niemals mehr Süßigkeiten, weißes Mehl und Limonaden zu sich nehmen dürfen, hört sich das zunächst nach einer Bestrafung und Folter an. Ich selbst habe früher so gerne Zucker gegessen, dass ich genau das Gleiche gedacht habe. Ein Leben ohne Zucker schien mir unvorstellbar. Jetzt, da ich jahrelang ohne Zucker durchs Leben gehe, hat sich meine Einstellung komplett geändert.

Ich weiß heute, dass Sie den Heißhunger auf Zucker komplett ablegen können. Ich mag Zucker nicht mehr. Wenn ich spaßeshalber an einem Stück Kuchen probiere, schmeckt es mir nicht. Ich spucke den Kuchen wieder aus. Alles Süße kommt mir unendlich übersüßt vor. Ich ekele mich vor künstlicher Süße. Ich brauche keinen Zucker mehr. Die natürliche Süße von Früchten reicht aus, um mich glücklich zu machen.

Vielleicht erinnern Sie sich noch an das erste Bier, das Sie als Jugendlicher getrunken haben? Das erste Bier schmeckt meist niemandem. Gleiches gilt für das Rauchen. Alle Raucher werden bestätigen, dass die erste Zigarette nicht schmeckt. So ergeht es uns auch mit Zucker. Wir alle sind durch jahrelange Überzuckerung in unserem Geschmacksempfinden gestört.

Wenn Sie konsequent Zucker meiden, kehrt Ihr angeborenes Geschmacksempfinden zurück. Sie verzichten nicht auf Zucker, Sie wollen keinen Zucker mehr. Ein Verzicht wäre grausam, ein Verzicht wird niemals funktionieren. Sie können Ihre Ernährung nicht umstellen, wenn Sie wie gewohnt Süßigkeiten essen. Wenn Sie ab und zu Zucker essen, wird Ihre Sucht auf Zucker ebenfalls bleiben. Da Sie durch jahrelange falsche Ernährung an übersteigerte Süße gewöhnt sind, braucht Ihr Körper einige Wochen, um seine angeborenen gesunden Geschmacksempfindungen wiederzuentdecken. Deshalb beträgt die Dauer meines Programms 28 Tage.

Sie benötigen diese 28 Tage, um Ihr natürliches Geschmacksempfinden zu erwecken. Diese Wahrheit gilt nicht nur für Zucker, Gleiches gilt für Salz und Fett. Wir alle sind heutzutage süchtig nach Zucker, Salz und Fett. Dazu kommt in moderner Zeit noch die beigefügte Chemie in Fertignahrung.

Wussten Sie, dass die Chemie im Essen Ihr Sättigungsgefühl verschiebt? Sie werden gedopt, Sie können gar nicht anders, als dick zu werden. Es ist dem menschlichen Körper nicht möglich, gesundes Essen zu mögen, wenn Sie andauernd übersüßtes, übersalztes und mit Chemie versetztes Essen zu sich nehmen. Gesundes Essen schmeckt dann fad. Mit anderen Worten: Wechseln Sie komplett Ihre Essgewohnheiten oder lassen Sie es bleiben. Alle Zwischenschritte machen Ihnen das Leben schwer. Sie werden ein schlechtes Gewissen mit sich herumtragen, wenn Sie manchmal zu süß oder zu fett essen.

Grundlagen Ihrer Ernährungsumstellung, wenn Sie Ihren Diabetes besiegen wollen:

- Essen Sie sich satt.
- Essen Sie hochwertige und frische Lebensmittel.
- Essen Sie nur gute Kohlenhydrate.
- Benutzen Sie keine zusätzliche Süße.
- Essen Sie viele Hülsenfrüchte.
- Kochen Sie sooft es geht selbst.
- Verringern Sie Ihren Fleisch- und Wurstkonsum.
- Verwenden Sie stoffwechselaktive Fette.
- Orientieren Sie sich an meinem Ernährungs-Mobile für Diabetiker.
- Essen Sie keine Chemie.
- Trinken Sie Wasser.

Achten Sie auf gute Kohlenhydrate

Diabetiker dürfen Kohlenhydrate essen, aber es müssen die richtigen sein. Wenn Sie die richtigen Kohlenhydrate essen, steigt Ihr Blutzuckerspiegel nicht so stark. Sie bekommen keine Heißhungerattacken. Gute Kohlenhydrate werden im Darm langsamer aufgenommen. Sie brauchen nicht so viel körpereigenes Insulin, um gute Kohlenhydrate abzubauen. Der Fachausdruck für die Qualität der Kohlenhydrate heißt „Glykämischer Index“. Gute Kohlenhydrate haben einen niedrigen Glykämischen Index. Bratkartoffeln haben zum Beispiel einen Glykämischen Index von 95 und Pellkartoffeln von 65. Deshalb sind Pellkartoffeln besser für Diabetiker geeignet. Zugesetzter Zucker in jeder Form ist für den Diabetiker Gift. Die neuerdings verbreitete Meinung, dass 50 Gramm Zucker am Tag für Diabetiker zu tolerieren seien, ist völlig kontraproduktiv. Die Studienlage ist eindeutig: Zuckerkonsum macht Diabetes!

Diese Kohlenhydrate sollten Sie als Diabetiker essen

- Vollkornmehl
- Vollkornbrot, Vollkornpizza
- Salzkartoffeln, Pellkartoffeln
- Vollkornreis, Vollkornnudeln, Quinoa
- Frisches Obst

Diese Kohlenhydrate dürfen Sie nicht essen, wenn Sie Ihren Diabetes besiegen wollen:

- Zucker, Puderzucker, Honig, Agavendicksaft, Ahornsirup, alle beigefügte Süße
- Weißes Mehl, Auszugsmehl
- Weißbrot, Baguette, Pizzateig, Brötchen, Semmel
- Nudeln aus Auszugsmehl
- Bratkartoffeln, Pommes, Kroketten, Rösti, Chips, Flips
- Kuchen, Schokolade, Eis, Marmelade, Nussnugatcreme
- Ketchup
- Ananas, Kompott
- Isoglukose

Blutzuckerspiegel bei schlechten und guten Kohlenhydraten

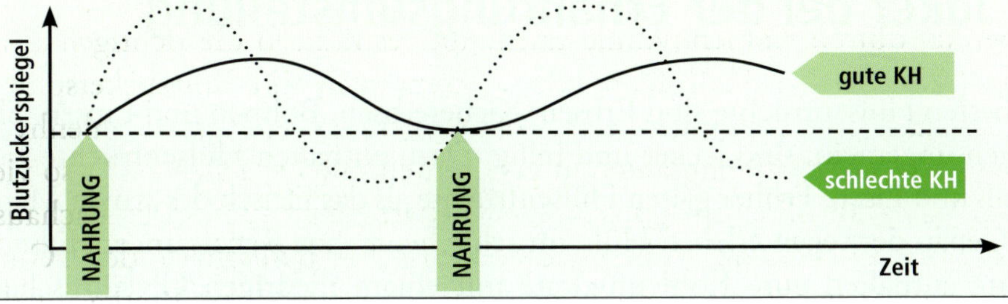

Glykämischer Index:

Wissenschaftler bestimmen die Auswirkung eines Lebensmittels auf den Blutzuckerspiegel mit dem Glykämischen Index. Traubenzucker hat einen Glykämischen Index von 100, dieser Wert dient als Referenz. Alle Nahrungsmittel werden in Relation zu Traubenzucker gesetzt. Je höher der Wert, desto stärker lässt das Lebensmittel Ihren Blutzucker ansteigen. Hier eine kleine Auswahl verschiedener Lebensmittel:

Lebensmittel	Glykämischer Index:
Bier (Export)	110
Traubenzucker	100
Kartoffelchips	95
Bratkartoffeln	95
Weißbrot	95
Limonade	95
Cola	90
Pommes	90
Weißer Reis	90
Ketchup	70
Schokolade	70

Lebensmittel	Glykämischer Index:
Ananas	65
Pellkartoffeln	65
Vollkornreis	55
Trockener Wein	55
Vollkornbrot	45
Apfel	36
Linsen	28
Zwiebeln	15
Erdnüsse	15
Wasser	0
Wodka	0

Hülsenfrüchte: Ihr Joker bei der Ernährungsumstellung

Die besten Hülsenfrüchte sind Erbsen, Kichererbsen, Bohnen und Linsen. Sie sättigen ungemein, sind lecker und billig. Dazu enthalten Hülsenfrüchte viel Eiweiß und Eisen. Früher galten Hülsenfrüchte als das Fleisch des armen Mannes. Genau deswegen erleben Hülsenfrüchte heute eine Renaissance. Hülsenfrüchte enthalten gute Kohlenhydrate mit einem niedrigen Glykämischen Index. Zudem heben Hülsenfrüchte Ihren Blutzucker nicht so stark, wie das der Kohlenhydratgehalt erwarten lässt (Blutzucker-Paradoxon). Insulinpflichtige Diabetiker kommen also mit weniger Einheiten aus. Hülsenfrüchte senken auf lange Sicht Ihren Blutzucker. Je mehr Hülsenfrüchte Sie essen, desto leichter werden Sie Ihren Diabetes zurückdrängen. Hülsenfrüchte enthalten viele Ballaststoffe. Ballaststoffe sind Gold wert für eine geregelte Verdauung und verhindern Verstopfung. Auch die Sojabohne ist eine Hülsenfrucht. Ich bin seit ein paar Jahren weg von Sojaprodukten. Denn einige Studien warnen, dass Sojaprodukte Krebs auslösen und generell das Hormonsystem durcheinanderbringen. Mir geht es ohne Soja prima.

Verzehren Sie hochwertiges Fleisch

Ich esse gern Fleisch. Fleisch ist gesund, es enthält viel Eiweiß und einige lebenswichtige Vitamine (vor allem Vitamin B12). Viele Verbraucher achten nur noch auf den Preis. Dann kann das Fleisch von minderer Qualität sein und mit Resten von Antibiotika und anderer Chemie verschmutzt sein. Ich empfehle Ihnen, weniger Fleisch (und Wurst) zu essen, aber dafür ausschließlich hochwertige Bioware zu kaufen. Kühe müssen Gras fressen, das hat direkte Auswirkungen auf die Qualität des Fleisches (Gras Fed Meat). Achten Sie auf lokale Produkte. Dann sorgen Sie für eine gute CO_2-Bilanz. Auch Fisch kaufen Sie nur aus nachhaltiger und biologischer Produktion. 75 Prozent der Weltmarkt-Lachse kommen aus konventionellen Zuchtbetrieben und sind mit Schadstoffen verseucht.

Diese Fette helfen Ihnen abzunehmen

Ähnlich wie bei den Kohlenhydraten gilt es, die richtigen Fette aufzunehmen. Fettfrei leben ist nicht empfehlenswert. Fette sind lebenswichtig. Ganz grob gesprochen können Sie davon ausgehen, dass pflanzliches Fett besser ist als tierisches Fett und flüssiges Fett ist besser als festes Fett. Vegetarisches Fett ist stoffwechselaktiver als tierisches Fett. Somit fällt Ihnen bei häufiger Verwendung von pflanzlichem Fett eine Gewichtsabnahme leichter. Fett an sich hat keine Auswirkung auf Ihren Blutzucker. Fett enthält jedoch sehr viele Kalorien.

Trotzdem macht Sie gutes Fett nicht dick. Denn gutes Fett macht Sie lange satt. Ich benutze für alle kalten Speisen Olivenöl und in die Bratpfanne kommt bei mir Kokosfett. Keine Angst übrigens vor Eiern. Die Cholesterin-Lüge ist schon lange vom Tisch. Auch Eier machen Sie lange satt und helfen Ihnen deswegen beim Abnehmen.

Alle folgenden Produkte enthalten Fett. Ich habe diese Fette so angeordnet, dass das gesündeste Fett oben steht und das ungesündeste Fett unten. Ein gutes Olivenöl sollte Ihnen mindestens so viel wert sein wie die gleiche Menge Motoröl für Ihr Auto. 10 Euro pro Liter Olivenöl sind nicht zu teuer.

Oft benutzen:	Olivenöl, Nüsse, Avocado, Hering, Makrele, Lachs, Kokosfett
Benutzen:	Leinöl, Sojaöl, Weizenkeimöl, Butter, Sonnenblumenöl, Distelöl, Kürbiskernöl
Vermeiden:	Sahne, Schmand, Butter, Chips, Margarine, Fertignahrung, Frittiertes

Ihr Ernährungs-Mobile

Die folgende Abbildung stellt eine Abwandlung der allgemein bekannten Ernährungspyramide dar. Sie zeigt die Nahrungsmittelmengen, die ein Diabetiker in einer Woche zu sich nehmen sollte. Machen Sie die Erfahrung und kaufen Sie alles genau in den Mengen ein wie im Mobile vorgegeben. Dann ernähren Sie sich eine Woche lang von diesen Vorräten. So bekommen Sie ein gutes Gefühl für gesunde Ernährung.

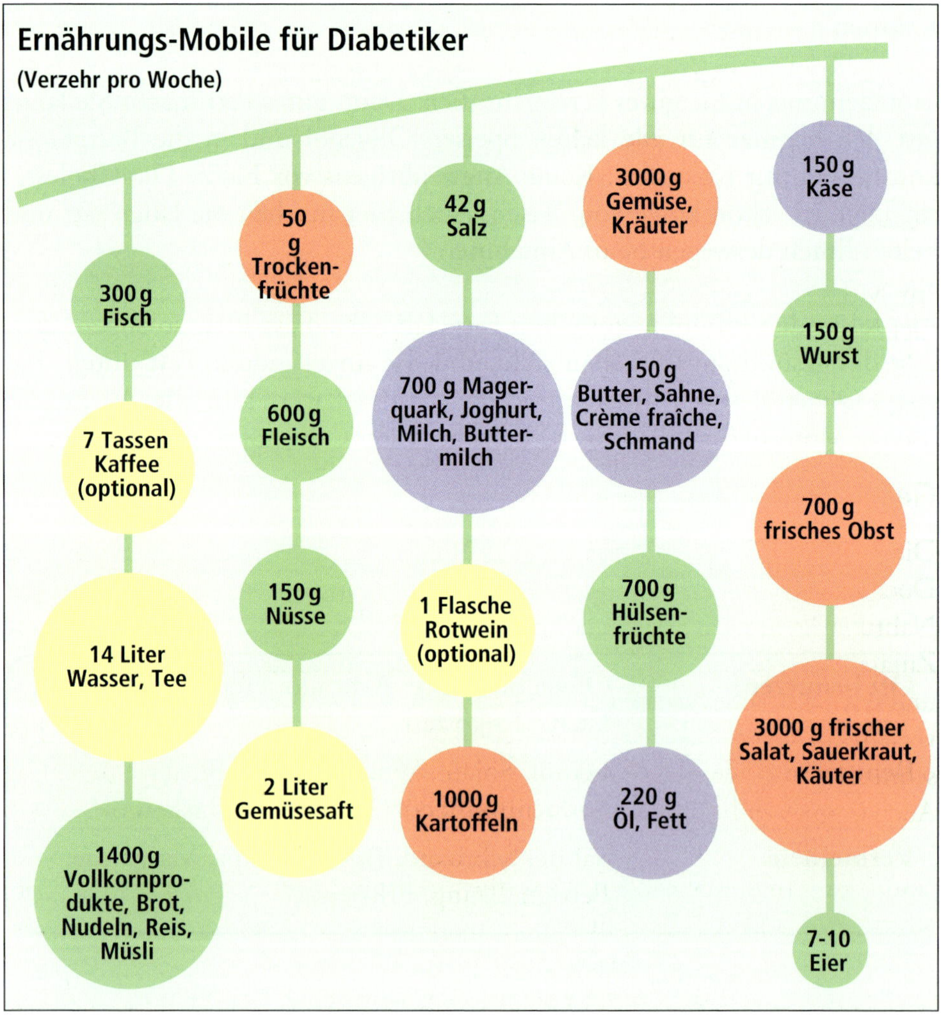

Essen Sie keine Chemie

Wenn Sie Ihren Diabetes besiegen wollen, müssen Sie konsequent auf zugegebene Chemie in der Nahrung verzichten. Die Chemie erhöht Ihren Appetit oder erhält Ihre Sucht auf Süßes. Beigefügte Chemie im Essen können Sie sicher umgehen, wenn Sie selbst kochen und unverarbeitete frische Lebensmittel essen. Bei vorgefertigten Lebensmitteln sind alle Zutaten auf der Packung vermerkt.

Die beiden wichtigsten Chemikalien, die Diabetiker vermeiden müssen, sind:

- **Geschmacksverstärker**
- **Süßstoffe**

Im Moment besteht unter den Forschern keine Einigkeit über mögliche Gefahren von Geschmacksverstärkern und Süßstoffen. Es ist nicht ausgeschlossen, dass diese Chemikalien schwere Krankheiten wie Krebs, Alzheimer und Parkinson begünstigen.

Geschmacksverstärker:

Die wichtigste Frage vorweg: Warum müssen Sie den Geschmack verstärken? Doch nur, weil das Essen sonst nicht schmeckt. In fast jeder industriell gefertigten Nahrung finden Sie Geschmacksverstärker. So können die Hersteller billigere Zutaten verwenden. Ihnen schmeckt es dank Geschmacksverstärker trotzdem und die Firmen erzielen einen höheren Gewinn. Der bekannteste Geschmacksverstärker ist das Glutamat, auch Mononatriumglutamat genannt. Weitere Geschmacksverstärker sind: Hefeextrakt, Aroma, Würze, Würzstoff, Würzmittel. Auch hinter den Nummern E620, E621, E623, E624 und E625 verstecken sich Geschmacksverstärker. Leider ist es den Herstellern erlaubt, vorne auf der Packung in fetten Buchstaben zu werben „Ohne Zusatz von künstlichen Geschmacksverstärkern". Im Kleingedruckten finden Sie dann trotzdem als Zusatz z. B. den Hefeextrakt. Denn dieser gilt als natürlicher Geschmacksverstärker. Das ist für mich eine absichtliche Täuschung des Kunden im Supermarkt.

In diesen Produkten finden Sie fast immer Geschmacksverstärker:

- **Fertigsuppen und Soßen**
- **Knabbereien wie Chips und Erdnüsse, vor allem „pikant gewürzt"**
- **Knackwürstchen**
- **Döner, Gyros und Soßen im Imbiss**
- **Brühwürfel und Würze**
- **Fertigmenüs und Gerichte in Dosen**

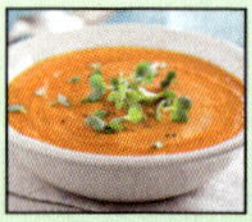
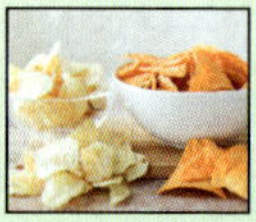
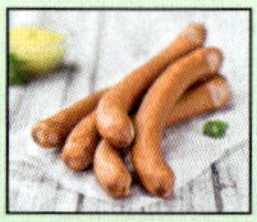
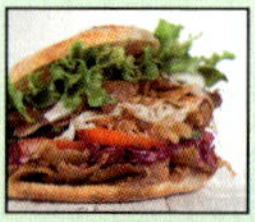
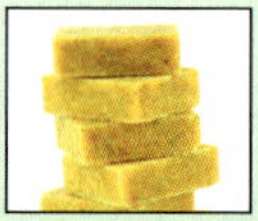
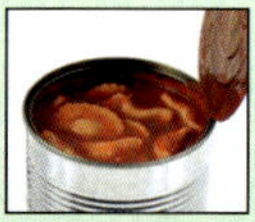

Süßstoffe:

Die relativ teuren Süßstoffe werden in der Schweinemast statt des billigeren Zuckers eingesetzt. Das tun die Schweinezüchter mit Sicherheit nicht, damit die Schweine Gewicht abnehmen. Mehr muss ich zu diesem Thema nicht sagen. Es gibt Süßstoffe, die zig-tausendmal süßer sind als normaler Zucker. Wie soll unser Körper mit solchen Chemie-Bomben klarkommen? Die wichtigsten Süßstoffe sind Saccharin, Cyclamat, Aspartam und Acesulfam. Für Sie als Diabetiker ist es wichtig, dass Sie Ihre Sucht auf Süßes ablegen. Deshalb müssen Sie Süßstoffe vermeiden. Ist Ihre Ernährung umgestellt, reicht Ihnen die normale Süße von Obst völlig aus. Sie werden ebenso glücklich sein wie zuvor mit Unmengen von Zucker und Süßstoff.

In diesen Produkten finden Sie Süßstoffe:

- **Light-Produkte**
- **Produkte, die als „zuckerfrei" beworben werden**
- **Diabetiker-Produkte**
- **Streusüße**
- **Produkte gekennzeichnet „mit Süßungsmittel"**

Kochen Sie selbst

Ihnen wird bewusst, dass es außerhalb der eigenen vier Wände schwer bis unmöglich wird, sich nach meinen Ernährungsprinzipien zu ernähren. Doch wenn Sie meine Prinzipien nicht beachten, wird der Diabetes zurückkehren.

Folgende Lokalitäten sind für Sie als Diabetiker ungeeignet:

- **Schnellimbisse**
- **gutbürgerliche Restaurants**
- **Kantinen**
- **amerikanische Bulettenbratereien**
- **italienische Restaurants**

Letztes verbietet sich wegen der Vorliebe für weißes Mehl in Pizza und Pasta. Ungeeignet ist ebenso fertig zubereitete Nahrung aus dem Supermarkt.

Sie sollten deshalb sooft es geht selbst gesund kochen. Auf die Arbeit sollten Sie Ihr eigenes Essen mitbringen, statt in der Mittagspause zur Pommesbude zu gehen. Der gute alte Henkelmann kommt so zu einer unerwarteten Renaissance. Wenn Sie auswärts essen gehen müssen, fragen Sie die Bedienung, ob Fertigsoßen oder Geschmacksverstärker verwendet werden. Bestellen Sie stets Salzkartoffeln als Sättigungsbeilage. Wenn ich zum Essen eingeladen werde, habe ich immer ein paar Scheiben Vollkornbrot dabei. Dieses Vollkornbrot verspeise ich anstelle der üblichen schlechten Kohlenhydrate. Kohlenhydrate als Sättigungsbeilage bestehen in Deutschland meist aus Pommes, Kroketten, Rösti oder Bratkartoffeln. Die letzte Rettung für Diabetiker im Restaurant stellt oftmals das Steak dar. Leckere vegetarische Kost ohne Geschmacksverstärker (Gemüsebrühe) und mit guten Kohlenhydraten ist in Deutschland nahezu unmöglich zu bekommen. Deutschland ist ein Entwicklungsland für Diabetiker, die sich gesund ernähren wollen.

Erschwerte Bedingungen, Ihre neue Ernährung beizubehalten

Restaurant: Suchen Sie sich ein Stammrestaurant, in dem Sie sicher gute Kohlenhydrate und keine Chemie serviert bekommen. Nehmen Sie ansonsten für den Notfall etwas Vollkornbrot mit.

Kantine: Fragen Sie, ob wenigstens ein Menü nach Ihren Bedürfnissen ausgegeben werden kann. Ansonsten sind Sie gezwungen, sich Ihr Essen im Henkelmann mitzunehmen.

Business-Essen: Es gibt heutzutage häufig Einladungen zu Business-Essen. Essen Sie nicht die ganze Mahlzeit auf. Bestellen Sie Salzkartoffeln. Als Nachspeise wählen Sie Käse statt Süßspeisen.

Außendienst: Nehmen Sie im Auto einen Kühlschrank und einen kleinen Campingkocher mit. Ihre Mahlzeiten kochen Sie zu Hause vor. Trucker kochen, um Geld zu sparen – Diabetiker kochen, um anständig zu essen. Auch wenn es komisch klingt: So habe ich es selbst praktiziert.

Party: Nehmen Sie für den Notfall etwas Vollkornbrot mit. Salat und Fleisch findet sich meist am Buffet.

Urlaub: In südlichen Ländern, aber auch in deutschen Pensionen sind gute Kohlenhydrate Mangelware. Sie müssen selber für Vorrat sorgen, indem Sie Vollkornbrot und Haferflocken mitnehmen oder einkaufen. Am Abend müssen Sie sicherstellen, Salzkartoffeln zu bekommen.

Keine Zeit zum Kochen: Tut mir leid, dieser Einwand zählt nicht. Einfach und lecker kochen dauert nicht länger, als das Haus zu verlassen und zur Pommesbude zu fahren. Wenn Sie dazu noch einfrieren und größere Mengen für ein paar Tage kochen, sparen Sie sogar Zeit.

Die Familie macht nicht mit: Wenn alle Familienmitglieder abends Knabbereien vor dem Fernseher verspeisen, ist das eine wirkliche Belastungsprobe für Sie. Es ist besser, im Vorfeld mit Ihrer Familie zu sprechen. Sie werden staunen, alle werden Sie unterstützen wollen.

Getränke: Beachten Sie das „Diabetiker-www"

Was ich zuvor über Ernährungsgewohnheiten geschrieben habe, gilt ebenso für Getränke. Wenn Sie es gewohnt sind, ständig Cola und Limo zu trinken, können Sie sich nicht vorstellen, auf diesen Geschmack zu verzichten. Sollten Sie konsequent auf Süßes verzichten, verschwindet diese Sucht.

Ich habe früher ausschließlich Cola und Limo getrunken, heute mag ich diese Getränke nicht mehr. Gleiches gilt für Bier.

Diabetiker kennen ein eigenes www. Mit „www" ist hier nicht das Internet (world wide web) gemeint. Das „www" des Diabetikers ist die Abkürzung für: Wasser, Wein, Wodka.

Wasser: Trinken Sie zur Durstlöschung ausschließlich Wasser. Ohne Aroma. Ob mit oder ohne Kohlensäure spielt keine Rolle. Kaffee und Tee sind ebenfalls erlaubt, diese müssen jedoch ungesüßt sein. Benutzen Sie keinen Süßstoff. Keine Limonaden, keine Cola, keine isotonischen Sportlergetränke, keine Energydrinks, keine Fruchtsäfte.

Wein: Alkohol ist ein Genussmittel und sollte keinesfalls ständig konsumiert werden. Wenn Sie Alkohol trinken wollen, greifen Sie zu einem wirklich trockenen Wein. Bier ist schlecht. Bier erhöht den Blutzucker und macht dick. Denn es wirkt wie ein Hormon.

Wodka: Spirituosen sind Gift für den Körper. Lassen Sie Schnaps weg. Wenn die Situation gesellschaftlich unausweichlich ist, sollten Sie zu klaren Schnäpsen greifen.

Wodka steht an dieser Stelle stellvertretend für Wodka, Korn, Grappa, Aquavit, Obstler und Ouzo. Sehr viel Zucker ist oftmals in Likören, Magenbittern und farbigen Spirituosen enthalten. Dieser Zucker muss leider nicht auf dem Etikett deklariert werden. Sambuca enthält ebenfalls viel Zucker. Whiskey enthält zu viele Kalorien.

Essen Sie sich schlank

Sie werden keine Diät halten, wenn Sie Ihre Ernährung umstellen. Sie werden sich immer satt essen. Diäten funktionieren nicht. Jeder Mensch kann ein paar Wochen oder sogar Monate irgendeine Diät durchziehen. Der Körper vergisst nicht, dass er während der Diät verzichten musste. Latente Hungergefühle sind für unseren Körper ein absoluter Horror. Wir Menschen sind darauf programmiert, uns satt zu essen. Jede Diät findet ein Ende und dann holt sich der Körper alles zurück, auf das er schmerzlich verzichten musste. Deshalb sind Diäten zum Scheitern verurteilt, deswegen gibt es den berühmten Jo-Jo-Effekt. Mal ganz abgesehen davon, dass der Sinn des Lebens nicht daran bestehen kann, sich in Askese zu üben.

Ich halte keine Diät, ich esse mich immer satt. Ich esse regelmäßig, ich esse große Mengen. Und wenn ich zu einer Party gehe, trinke ich Alkohol. Das gehört zum Leben dazu. Ich verzichte auf nichts. Der Trick ist, dass ich das Richtige esse und trinke. Wenn Sie dauerhaft abnehmen wollen, müssen Sie sich stets satt essen. Aber Sie müssen unbedingt das Richtige essen und trinken.

Sie müssen essen, um abzunehmen

Zwingen Sie sich, drei Mahlzeiten am Tag zu sich zu nehmen. Viele Übergewichtige essen mittags nichts, weil sie sich zu dick fühlen. Am Abend wird ihr Heißhunger so groß, dass sie doppelt so viel essen. Die klassische Einteilung des Tages in Frühstück, Mittagessen und Abendessen ist in der heutigen Zeit immer mehr in Vergessenheit geraten. Es hat seinen Grund, dass die Menschheit Jahrtausende danach lebte. Für Sie als Diabetiker ist es sehr wichtig, dass Ihr Magen zwischen den drei Hauptmahlzeiten zur Ruhe kommt. Sie sollten erst essen, wenn Sie wirklich Hunger haben. Leider können viele Menschen heute nicht unterscheiden, was echter Hunger, was Appetit und was „Essen aus Langeweile" ist. Wenn Sie Ihre Ernährung umstellen, wird Ihr Hungergefühl ein anderes sein. Sie können Ihren Appetit viel besser ertragen. Heißhunger und Fressattacken werden verschwinden. Sie werden satt sein. Durch die Umstellung Ihrer Lebensgewohnheiten und durch eine Gewichtsabnahme verzichten Sie nicht auf die Lust am Leben. Das wäre unmenschlich. Ganz im Gegenteil: Sie steigern Ihre Lebenslust.

Wie Sie Ihren Stress reduzieren

Stress ist ein auslösender oder verschlimmernder Faktor von Diabetes. Versuchen Sie daher auf allen Gebieten Stress zu reduzieren. Stress kann durch große wie kleine Dinge entstehen. Stress ist eine sehr persönliche Empfindung.

Folgende Punkte können Ihnen hier helfen:

1. **Schalten Sie Ihr Handy aus und hören Sie jeden Tag um 15:00 Uhr Ihre Mailbox ab.** Alle Anrufer werden um 15:00 Uhr zurückgerufen.
2. **Rufen Sie Ihre Mails einmal am Tag ab.** Lassen Sie die Mails keinesfalls direkt im Moment des Maileingangs auf Ihrem Bildschirm aufpoppen.
3. **Lesen Sie keine Tageszeitung, schauen Sie kein TV.**
4. **Sprechen Sie in der Familie Kleinigkeiten an, die Sie schon lange stören.** Wenn Sie einen netten Umgangston wählen, werden Sie sich wundern, dass Sie wirklich alles besprechen können. Das gilt für Piercings Ihrer Kinder wie für Sexualprobleme mit dem Partner.
5. **Brauchen Sie wirklich ein so dickes Auto und ein so großes Haus?**
6. **Sind Ihre Hobbys ausgeufert?**
7. **Love it or leave it – Liebe es oder verlasse es.**
   Dieser Grundsatz des amerikanischen Personal Coaching gilt immer. In letzter Konsequenz können Sie alles ändern: Job, Familie, Lebensmittelpunkt, Aussehen, Mobilität, Finanzen. Sie müssen sich nur trauen, das Leben geht immer weiter.

Lassen Sie Langeweile zu. Früher hieß Langeweile Müßiggang und war hoch angesehen. Heute klingelt, fiept und nervt es an allen Ecken und Enden. Mein Opa hätte Handys als unbezahlten Bereitschaftsdienst angesehen und sein Smartphone weggeworfen. Mein Opa ist sehr alt geworden.

Körperliche Bewegung

Diabetiker müssen sich bewegen. Körperliche Bewegung verbessert die Wirkung Ihres Insulins und senkt damit Ihren Blutzucker. Zweimal pro Woche sollten Sie sich mindestens 60 Minuten lang ausdauernd bewegen. **Ich empfehle die „großen Drei“: Laufen, Schwimmen, Radfahren.** Natürlich eignet sich ebenso jeder andere Ausdauersport wie strammes Wandern, Inlinern, Nordic Walking oder Tanzen. Wichtig ist, dass die Bewegung behutsam und ausdauernd ist. Das Maß für Ihre Belastung beim Ausdauertraining ist Ihr Puls. Jeder Mensch hat einen maximalen Puls, den er bei Maximalbelastung erreicht. Bitte versuchen Sie nicht, diesen Maximalpuls selber messen zu wollen. Dazu müssten Sie zum Beispiel in der afrikanischen Steppe vor einem Rudel hungriger Löwen weglaufen. Maximaler Puls heißt maximale Anstrengung, Todesangst, Adrenalin. Für unsere Belange reicht ein Näherungswert völlig aus.

So ermitteln Sie Ihren Puls-Näherungswert:
Näherungswert = 220 – Lebensalter

Sind Sie 58 Jahre alt, wären das somit 220 – 58 = 162. Ein Mensch von 58 Jahren hat einen maximalen Puls von 162 Schlägen pro Minute. Beim Ausdauersport zur Erhaltung Ihrer Gesundheit sollten Sie in einem gewissen Teilbereich Ihres Maximalpulses trainieren. Ihr Puls sollte 70 Prozent Ihres Maximalpulses betragen.

Ein Beispiel: Ein 58-jähriger Mensch sollte mit 113 Herzschlägen pro Minute Ausdauer trainieren.

Den Pulsschlag können Sie während des Trainings nur kontrollieren, wenn Sie im Besitz eines Pulsmessers sind. Ich empfehle Ihnen den Kauf eines Pulsmessers. Das einfachste Modell reicht völlig aus. Wenn Sie keinen Pulsmesser haben, dann müssen Sie sich an folgende simple Trainingsregel halten: Ihr Mund bleibt zu. Sie müssen bei Ihrem Ausdauertraining einzig durch die Nase atmen können. Das, was Sie maximal mit Nasenatmung schaffen, ist die richtige Belastung. Sie können dieses Training stundenlang durchziehen, jeden Tag. Es besteht keine Gefahr, irgendetwas falsch zu machen oder in ein Übertraining zu verfallen.

Haben Sie jahrelang keinen Sport getrieben oder sind sehr übergewichtig, sollten Sie vor dem Start Ihres Trainingsprogramms zum Hausarzt gehen und ein EKG schreiben lassen. Wenn körperliche Bewegung für Sie völlig neu ist, werden 60 Minuten Ausdauersport zu viel sein. Dann reicht es, ein paar Minuten spazieren zu gehen und im Wechsel ein paar Minuten auszuruhen. Sie werden sehen, nach ein paar Tagen wird Ihre Kondition schnell wachsen und Sie können Ihr Trainingspensum steigern.

Lebensalter	Maximaler Puls	Puls beim Training
85 Jahre	135	94
75 Jahre	145	101
65 Jahre	155	108
55 Jahre	165	115
45 Jahre	175	122
35 Jahre	185	129
25 Jahre	195	136

Behutsames Ausdauertraining und Krafttraining sind zwei Wunderwaffen gegen Diabetes. Denn Muskeln verbrennen auch im Ruhezustand vermehrt Kalorien. Je mehr Muckis Sie haben, desto besser wird Ihr Blutzucker sein. Ein Mensch kann keinen Diabetes haben, wenn er fünf Klimmzüge schafft. Muskeln wachsen nur, wenn sie gefordert werden. Um sich körperlich besser zu fühlen und Ihren Blutzucker aktiv zu senken, sollten Sie deswegen zweimal in der Woche mein 5-Minuten-Fitnessprogramm durchführen (siehe Seite 53 ff.). Sooft es geht, sollten Sie keine Aufzüge und Rolltreppen benutzen und zu Fuß die Treppe steigen. Für Kurzstrecken bei schönem Wetter können Sie das Fahrrad benutzen oder ebenfalls zu Fuß gehen. Das alles sind Dinge, auf die wir oft keine Lust haben. Wenn Sie aber Gewicht verloren haben, kommt der Spaß an körperlicher Bewegung von ganz allein zurück.

Alle Menschen treiben gerne Sport. Sie können diesen angeborenen Bewegungsdrang jedoch durch konsequente falsche Lebensführung überdecken. In Ihrem Unterbewusstsein arbeiten stets die gleichen psychologischen Muster: Fünf Stunden mit Fastfood, Bier und Chips vor dem Fernseher wirken unbewusst wie eine fünfstündige Bergwanderung auf einen Gipfel. Beide Male vermerkt das Unterbewusstsein, eine große Aufgabe bewältigt zu haben, und ist glücklich. Doch vom Bergwandern bekommen Sie kein Übergewicht und keinen Diabetes.

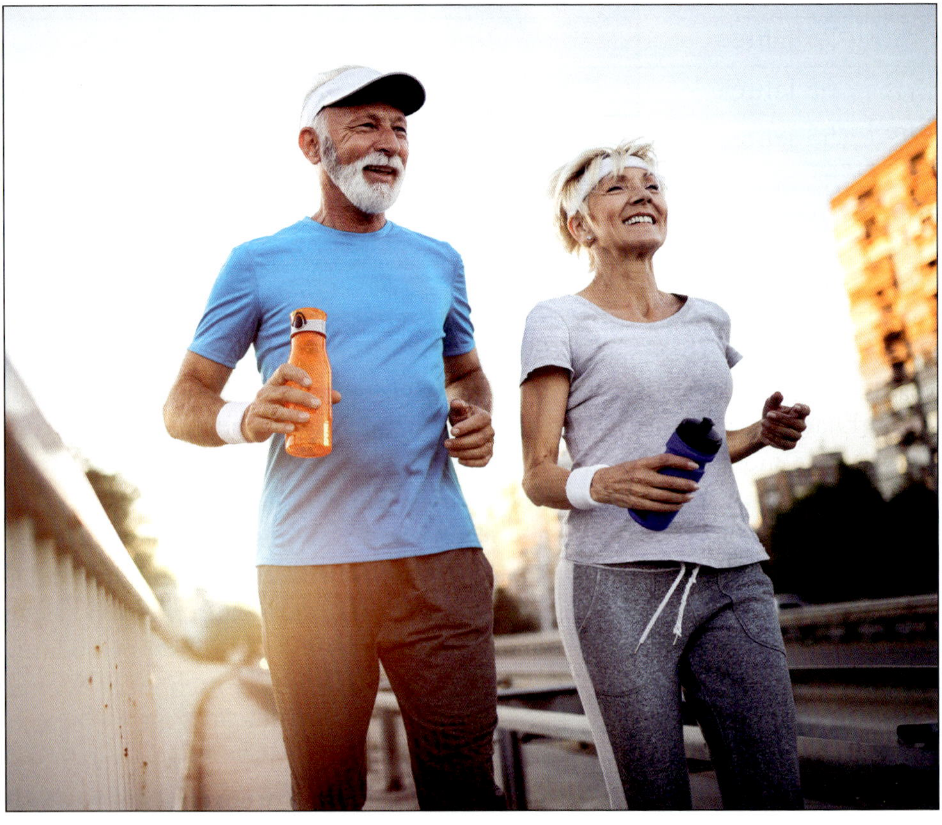

III. Das 28-Tage-Programm

So besiegen Sie Ihren Diabetes

Diabetes ist ein starker Gegner. Beginnen Sie den 28-Tage-Plan, wenn Sie entschlossen sind, Ihr Leben zu ändern. Wenn Sie nach Beendigung der 28 Tage Zucker, gesüßte Limonaden, Schokolade, Eis und Weißmehl verzehren oder Gewicht zunehmen, wird Ihr Diabetes sofort zurückkehren! Sie halten keine Diät, Sie stellen Ihre Ernährung um. Sollte es wider Erwarten zu einer Rückkehr alter Gewohnheiten kommen, ist das traurig für Sie. Ein Rückfall ist jedoch kein Grund, dass Sie sich ein schlechtes Gewissen machen. Lassen Sie sich Zeit und gehen Sie das 28-Tage-Programm später noch einmal an. Sie werden sehen, dass es Ihnen viel leichter fällt und diesmal gelingen wird. Halten Sie sich genau an meine Vorgaben. Wenn Sie einen Punkt nicht befolgen, wird das Schema keinen Erfolg haben.

In der ersten Woche des Programms kommt Ihr Körper zur Ruhe. Sie fasten. Ihre Insulinresistenz wird durchbrochen. In der zweiten Woche gewöhnen Sie Ihren Körper an Ihre neue Ernährung. Die dritte und vierte Woche dienen zur Festigung der neuen Gewohnheiten. Ich empfehle Ihnen, unbedingt Urlaub zu nehmen, um die Fastenwoche in Ruhe durchführen zu können. Wenn Sie zwei Wochen Urlaub nehmen können, machen Sie dies. Wer möchte und kann, macht volle 4 Wochen Urlaub, aber das muss nicht sein. Bedenken Sie, Sie wollen Ihr Leben ändern. Ob Sie zwei Wochen früher oder später in die Lebensrealität eintreten, spielt keine Rolle. Mein 4-Wochen-Plan startet absichtlich an einem Samstag. So sollte Ihnen als berufstätige Person ein guter Start möglich sein.

Da Sie fasten und danach weniger essen, muss Ihre Medikation angepasst werden. Sprechen Sie vorher mit Ihrem Arzt. Ihr Arzt wird begeistert sein, dass Sie Ihren Diabetes bekämpfen wollen, und Ihnen nach Kräften helfen. Tut er dies nicht, sollten Sie eventuell über einen neuen Hausarzt nachdenken.

Ich erkläre Ihnen zunächst das Fasten, die Fitnessübungen und stelle Ihnen die Tages-Rezepte für die Ernährung während der 28 Tage vor. Dann folgt der konkrete Plan. Sie können ihn einem Stundenplan gleich anwenden.

Fasten – Was ist das?

Mein 28-Tage-Programm beginnt mit einem mehrtägigen Fasten. Fasten ist der beste Neustart für Ihren Körper. Sie könnten zwar das Fasten weglassen und mein 28-Tage-Programm zu einem 21-Tage-Programm verkürzen. Doch der Erfolg wird dann langsamer eintreten und Sie machen sich das Leben unnötig schwer. Wir Menschen wurden von Mutter Natur perfekt auf eine Zeit des Fastens vorbereitet.

Normalerweise benötigt der Mensch Nahrung, um am Ende einer aberwitzigen chemischen Umwandlung einen Stoff namens ATP herzustellen. Dieses ATP wird von jeder Zelle des Körpers als „Benzin" benutzt. Jede Zelle braucht ATP. Ohne ATP kann der Mensch nicht überleben, nicht eine Sekunde. Wenn wir Menschen freiwillig auf Nahrung verzichten, muss das ATP weiterhin hergestellt werden. Da Nahrung nicht vorhanden ist, schaltet unser Körper auf ein eingebautes Notstromaggregat um. Der Fachausdruck für diese Art der ATP-Gewinnung im menschlichen Körper nennt sich Ketonkörperkreislauf.

Der Ketonkörperkreislauf ist unser Notstromaggregat. Die Natur hat ihn vorgesehen, wenn es längere Zeit nichts zu essen gibt. Auch am Ende des Ketonkörperkreislaufes wird ATP gebildet. Die einzelne Zelle Ihres Körpers merkt keinen Unterschied, ob das ATP aus Nahrung oder Ketonkörperkreislauf stammt. Ihr Körper baut durch den Ketonkörperkreislauf sein Körperfett ab. Sie nehmen Gewicht ab.

Während des Fastens liegt Ihr Blutzuckerspiegel bei 60 mg/dl. Unsere Leber kann nämlich selbst Blutzucker herstellen (Glukoneogenese). Denn unsere roten Blutkörperchen brauchen zwingend ein bisschen Blutzucker zum Überleben. Ein Blutzuckerspiegel von 0 mg/dl ist mit dem Leben nicht vereinbar.

Ich finde es interessant, dass die Natur offensichtlich selbst nicht damit gerechnet hat, welch bequeme Zivilisation der Mensch sich einmal konstruieren würde. Wer will, findet heute stets Essen im Überfluss und muss sich nicht körperlich bewegen. In der heutigen Zeit wäre eine willentliche Verbrennung überschüssiger Nahrung sehr sinnvoll. Stattdessen haben wir

Menschen ein genetisches Programm in uns, jede überschüssige Kalorie in Körperfett umzuwandeln und so zu speichern.

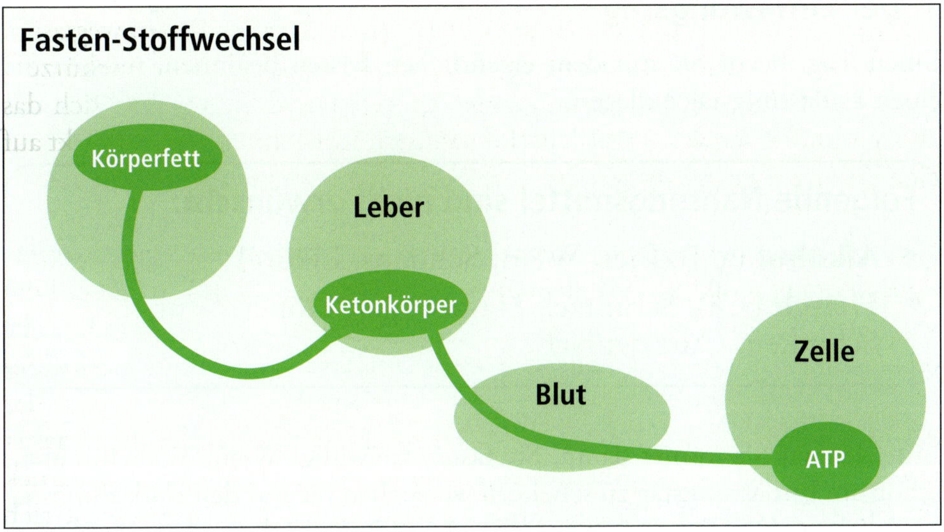

Sie brauchen keine Angst vor dem Fasten zu haben. Fasten hat eine jahrtausendealte Tradition. Alle großen Religionen kennen das Fasten. Ich betrachte Fasten weder religiös noch esoterisch. Für mich dient Fasten lediglich dazu, die Insulinresistenz des Diabetikers zu durchbrechen. Zudem ist Fasten für jeden Menschen ein sogenanntes Evidenzerlebnis. Wenn Sie niemals gefastet haben, können Sie sich nicht vorstellen, dass der Mensch einige Zeit ohne Nahrungsaufnahme leben kann. Wenn Sie einmal gefastet haben, wissen Sie, mit wie wenig Nahrung Ihr Körper auskommen könnte. Die Natur hat uns Menschen mit einem Super-Energiespar-Körper ausgerüstet. Fasten stärkt zudem den Charakter. Sie werden nach einem Fasten ein neuer Mensch sein.

Es gilt, dass Sie pro Fastenwoche etwa 4 Kilogramm Körperfett verlieren. Wir alle sind also in der Lage, problemlos ein paar Tage auf Nahrung zu verzichten. Ich selbst habe zur Bekämpfung meines Diabetes 27 Tage gefastet und bin währenddessen mit dem Fahrrad durch Deutschland geradelt. Die ersten 3 Tage hatte ich ein bisschen schlechte Laune, weil mein Körper seine alten Süchte nach schlechtem Essen überwinden musste. Danach ging es mir prima. Das ist bis zum heutigen Tag so geblieben.

So gehen Sie beim Fasten vor

1. Der Entlastungstag

Einen Tag, bevor Sie mit dem eigentlichen Fasten beginnen, müssen Sie einen Entlastungstag einlegen.

Folgende Nahrungsmittel sind nicht erwünscht:

- **Alkohol** (z. B. Bier, Wein, Schnaps, Liköre)
- **Fleisch** (z. B. Schnitzel, Hamburger, Döner, Wurst, Schinken, Currywurst)

Bitte denken Sie immer daran, Sie fasten freiwillig. Wenn Sie befürchten, schon am Entlastungstag zu scheitern, versuchen Sie nur den Entlastungstag einzuhalten. Das Fasten können Sie ein anderes Mal angehen. Sie haben durch eine jahrelange falsche Ernährung Ihren Diabetes bekommen. Es kommt jetzt auf ein paar Wochen Verzögerung in der Bekämpfung nicht an.

Das Fasten starten Sie, wenn Sie sich wirklich bereit fühlen. Wenn Sie sich nur mit größter Willensstärke ins Fasten zwingen und tief in Ihnen eine Angst bleibt, werden Sie Ihre alten Muster nicht überwinden. Ihre Vision muss eine andere sein: Sie sind der Größte, Sie wollen fasten. Niemand wird Sie daran hindern. Fasten macht Spaß, Sie brauchen nicht so viel Essen wie bisher. Ihr altes Verhalten beibehalten und gleichzeitig abnehmen wird definitiv nicht funktionieren. Wenn Sie also insgeheim vorhaben, drei Wochen Ihr Essverhalten zu ändern, um danach wieder alles Schlechte in sich reinzustopfen, dann lassen Sie es bleiben. Ein abgebrochener Versuch macht Ihnen unterschwellig ein schlechtes Gewissen. Ein schlechtes Gewissen bringt Ihnen gar nichts.

Sie sollten den Entlastungstag nicht dazu nutzen, über Ihren Hunger zu essen, um mehr Reserven zu haben. Der Entlastungstag muss deutlich weniger Nahrung beinhalten, deshalb heißt er Entlastungstag. Eigentlich ist der Entlastungstag der erste Fastentag, er wurde lediglich nie so benannt.

2. Starten Sie mit Glaubersalz

Fasten beginnt mit einer gründlichen Darmreinigung. Ohne Darmreinigung ist Fasten nichts anderes als Hungern. Und Sie wollen nicht hungern. Hungern ist immer schlecht, hungern wird Ihren Körper immer zu einem Jo-Jo-Effekt zwingen.

Die Darmreinigung am ersten Fastentag führen Sie mit Glaubersalz durch. Glaubersalz kaufen Sie in der Apotheke. Das Glaubersalz wird wie auf der Verpackung angegeben in Wasser aufgelöst und dieses Salzwasser trinken Sie. Das schmeckt etwas unangenehm. Ich stürze es immer hinunter, dann ist der Nachgeschmack nicht so groß. Danach passiert erst mal eine Stunde gar nichts. Sie sollten trotzdem in Ihrer Wohnung abwarten und vor allem dafür sorgen, dass stets die Möglichkeit besteht, eine Toilette aufzusuchen. Auf der Toilette haben Sie genug Rollen Toilettenpapier gelagert. Denn wenn es losgeht mit der Darmentleerung, dann geht es wirklich los. Dann zählt jede Sekunde. Glaubersalz wirkt, als hätten Sie Durchfall. Aber haben Sie keine Angst, es tut absolut nicht weh. Sie haben keine Bauchschmerzen und Ihnen fehlt jede Übelkeit. Sie müssen lediglich unabdingbar auf die Toilette, das ist alles.

Glaubersalz entfernt alle Stoffe im Darm vom Rachen bis zum Anus. So ist es nicht ungewöhnlich, dass die Entleerung in mehreren Etappen von sich geht. Ich empfehle, einen halben Tag für das Glaubern einzuplanen. Wenn Sie nach einer ersten Sitzung die Toilette verlassen und Sie das Gefühl haben, eine Flatulenz (ein Pups) kündigt sich an, sollten Sie sich für die Entladung unbedingt wieder auf die Toilette setzen. Durch das Glaubersalz verliert Ihr Enddarm die Fähigkeit, zwischen Luft, Wasser und Festem zu unterscheiden. Das Glaubern ist abgeschlossen, wenn die erste Flatulenz bestehend lediglich aus Luft Ihren Körper verlassen hat. Bis zu diesem Moment sollten Sie in der Nähe einer Toilette bleiben.

3. Ihre Fastennahrung

Sie dürfen während der Fastentage keinen Alkohol und kein Nikotin zu sich nehmen. Ebenso keinen Kaffee. Sie dürfen so viel Wasser trinken, wie Sie wollen, sollten aber mindestens 3 Liter Wasser am Tag zuführen. Während des Fastens nehmen Sie folgende Mahlzeiten zu sich:

- **Morgens:** grünen Tee, eine halbe Banane als Shake, einen Teelöffel Magerquark
- **Mittags:** eine halbe Banane als Shake, einen Teelöffel Magerquark
- **Abends:** eine Kartoffel zu einer Suppe püriert, einen Teelöffel Magerquark

Wenn Sie möchten, dürfen Sie einmal am Tag Vitamine zusetzen. Das ist vom ernährungsphysiologischen Standpunkt nicht nötig. Mir helfen Vitamine während des Fastens, meine Psyche zu stabilisieren. Mit Vitaminen fühle ich mich wie ein Spitzensportler, der im Trainingslager ist. Achten Sie darauf, dass Ihre Tagesration aus Tabletten und Kapseln besteht, die keine Kohlenhydrate enthalten. Dies ist zum Beispiel mit Produkten der Firma Orthomol möglich.

4. Einlauf: Das müssen Sie bei der Darmreinigung beachten

Während des Fastens müssen Sie alle zwei Tage für eine Darmreinigung sorgen. Sie nehmen weiterhin Nahrung zu sich (eine Banane und eine Kartoffel am Tag). Es sammelt sich weiterhin Kot an. Die Mengen sind so gering, dass sich kein Stuhlgang von allein einstellen wird. Deshalb müssen Sie nachhelfen. Die Darmreinigung ist der Trick beim Fasten. Die Darmreinigung löst eventuell verbliebene Hungergefühle auf, Sie verbessert Ihre Laune. Ohne Darmreinigung wäre Fasten eine Quälerei.

Die Darmreinigung, die Sie während des Fastens anwenden, ist der Einlauf. Bei einem Einlauf wird Wasser durch ein Rohr in den Dickdarm gespült. Dieses Wasser kann der Körper nicht so schnell resorbieren und es wird zusammen mit allem, was im Dickdarm ist, ausgeschieden. Einen Einlauf nehmen Sie mithilfe eines Darmrohres und eines Irrigators vor. Beides kaufen Sie in der Apotheke. Ich empfehle Darmrohre zu erwerben, die in der Dicke etwa dem Endglied Ihres kleinen Fingers entsprechen. Diese Darmrohre knicken nicht so schnell ab, und das Wasser kann gut strömen. Das konkrete Vorgehen sieht wie folgt aus:

- Sie befestigen das Darmrohr am Irrigator und machen sich mit der Funktionsweise des Ventils vertraut.
- Dann lassen Sie einen Liter lauwarmes Wasser in den Irrigator laufen. Ob das Wasser wirklich lauwarm ist, prüfen Sie am besten, indem Sie es über die Haut an Ihrem Ellbogen laufen lassen. Wasser, welches am Ellbogen eine angenehme Temperatur hat, wird auch beim Einlauf angenehm temperiert sein.
- Den Irrigator hängen Sie auf. Ziel ist, dass der Irrigator möglichst hoch hängt. Je höher, desto besser strömt das Wasser.
- Jetzt cremen Sie das ganze Darmrohr mit Vaseline ein.
- Nun knien Sie sich unter den hängenden Irrigator.
- Sie begeben sich in einen Stand auf Händen und Knien, wie ein Kind, das einen Hund spielt.
- Führen Sie sich das Darmrohr langsam in den Anus ein. Vorsichtig, nicht hektisch. Dazu ist es hilfreich, den Oberkörper etwas abzusenken und die Bauchdecke nicht anzuspannen. Nicht verspannen. Ein ganz klein wenig wie beim Stuhlgang zu pressen hilft, um das Darmrohr leichter einzuführen.
- Führen Sie das Darmrohr weit ein, bis fast an das Ventil.
- Drehen Sie nun das Ventil auf, das Wasser wird strömen. Lassen Sie das Wasser nicht zu schnell strömen, das kann zu unangenehmem Bauchzwicken führen.
- Ziehen Sie das Darmrohr heraus, wenn alles Wasser eingeflossen ist.
- Legen Sie sich solange es geht auf die Seite oder verharren Sie in der Hundestellung. Je länger Sie warten mit der Darmentleerung, desto gründlicher wird die Reinigung sein. Irgendwann lässt sich der Stuhldrang nicht mehr unterdrücken.
- Ähnlich wie beim Glaubern kommt es zu einer nachhaltigen Entleerung des Darmes. Auch hier ohne Schmerzen und Übelkeit. Und ebenso wie beim Glaubern gilt, dass der Einlauf nach der ersten echten Flatulenz beendet ist. Bis dahin sollten Sie in der Nähe einer Toilette bleiben.

Diese Fastenprobleme können auftreten

Ein auftretendes Problem können Kopfschmerzen sein. Sie verschwinden nach einiger Zeit von allein, Sie sollten keinesfalls Mittel gegen Kopfschmerz einnehmen. Die Kopfschmerzen sind Ausdruck, dass Ihr Körper lange Zeit falsch ernährt wurde.

Generell gilt während des Fastens, dass Ihr Körper Energie spart. Sie werden einen geringeren Blutdruck haben und eher frösteln als normalerweise. Schnelle hektische Bewegungen werden Ihnen unmöglich sein. Sie müssen sich wärmer kleiden als normal. Für die Herren wird Sex unmöglich sein. Sie sollten während des Fastens auf keinen Fall potenzsteigernde Mittel verwenden.

Ansonsten gibt es während des Fastens nichts zu beachten. Sie dürfen alles tun, wonach Ihnen ist. Aber verlassen Sie sich darauf, Sie werden Ihre Ruhe haben wollen. Sie werden sich freiwillig mit einer Wärmflasche auf das Sofa legen und nichts tun, weil Ihnen der Sinn nach Ruhe und Wärme steht. Der Fastende kommt zu sich im wahrsten Sinne des Wortes. Sie werden merken, wie hektisch Ihr normales Leben ist.

Mit den Aufbautagen beenden Sie Ihr Fasten

Die Aufbautage gehören wie der Entlastungstag unabdingbar zum Fasten dazu. Sie tragen lediglich einen anderen Namen, sind aber als letzte Fastentage zu sehen. Sie müssen sich unbedingt an den Essensplan der Aufbautage halten. Ihr Körper lebte tagelang auf Sparflamme, Ihr Darm muss langsam an Nahrung gewöhnt werden. Nach Beendigung des Fastens gehört der Kostaufbau während der Aufbautage unbedingt dazu.

Achtung: Wann Sie nicht fasten dürfen!

Nicht fasten dürfen Menschen, die körperlich ausgezehrt (also klapperdürr) sind. Gleiches gilt für frisch Operierte und Menschen, die Krebs haben oder hatten. Ebenso dürfen Sie nicht fasten, wenn Sie eine Essstörung haben (z. B. Bulimie) oder Ihre Nieren geschädigt sind. Das alles müssen Sie vor Beginn des Fastens mit Ihrem Arzt absprechen.

IV. Sportübungen

Ihr 5-Minuten-Fitnessprogramm

Ich habe für Sie acht Übungen zusammengestellt, die ein gutes Training für Ihre Muskeln darstellen. Sie werden eine beachtliche Steigerung Ihres Wohlbefindens erreichen, wenn Sie diese Übungen zweimal in der Woche ausführen und Ihr Blutzucker wird sinken.

- Ich habe die Übungen für Menschen erstellt, die bislang keinen Sport treiben. Die Belastungen sind sehr gering gewählt.

- Als Ausrüstung benötigen Sie lediglich ein Gewicht. Ich habe daher für die Fotos eine Mineralwasserflasche aus Plastik gewählt. Sie können ebenso einen dicken Stein, einen Hammer oder eine Hantel nehmen. Wählen Sie das Gewicht nach Ihren Vorstellungen, aber nehmen Sie kein zu schweres Gewicht.

- Ich habe die Fotos absichtlich mit mir als Fotomodell und in einem unspektakulären Ambiente aufgenommen. Ich möchte Ihnen zeigen, dass Sie als ganz normaler Mensch in Ihrer gewohnten Kleidung in Ihrem Wohnzimmer etwas für Ihre Fitness tun können. Sie brauchen kein teures Equipment.

- Ihr Zeitaufwand pro Woche liegt bei 10 Minuten. Diejenigen unter Ihnen, die sich intensiver mit diesem Thema beschäftigen wollen, sollten ins Internet schauen. Unter dem Stichwort „Bodyweight“ finden Sie zahlreiche Informationen. Führen Sie alle Übungen ohne Hektik durch.

1. Aufwärmen: Hampelmann

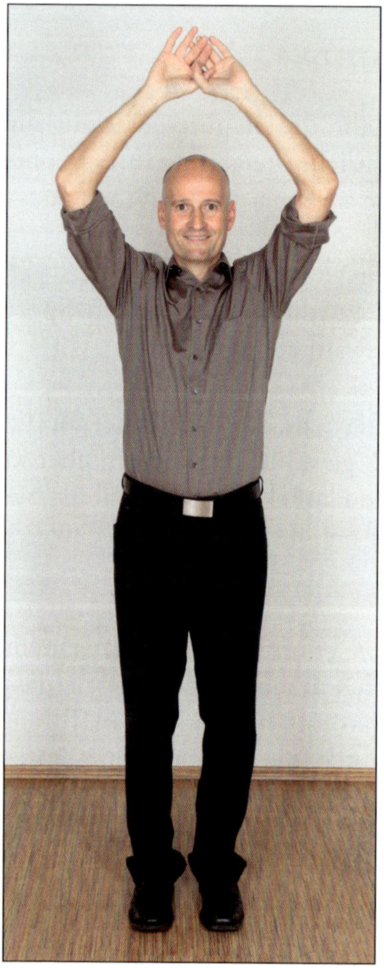

Springen Sie von dieser Haltung …

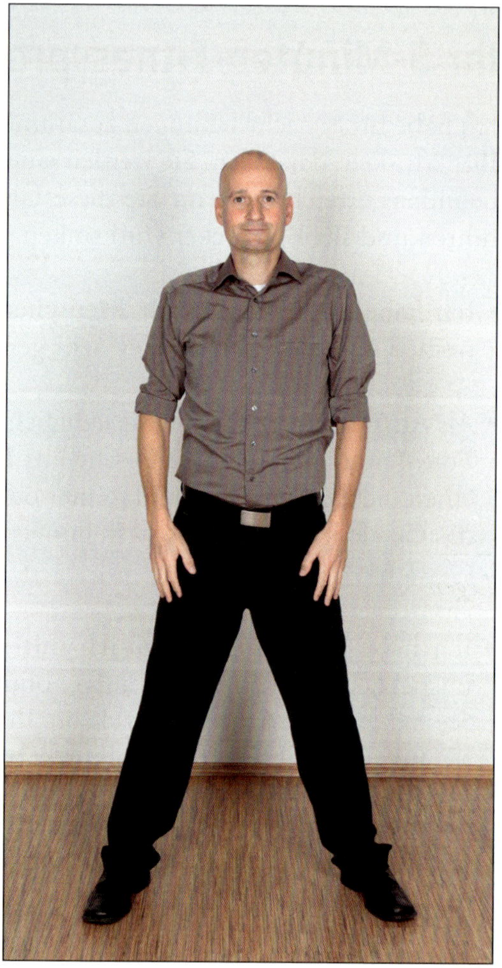

… in diese Haltung.

Zum Aufwärmen zählen Sie laut von 20 bis 70 und springen so schnell Sie mögen.

2. Bauch: Sit-up

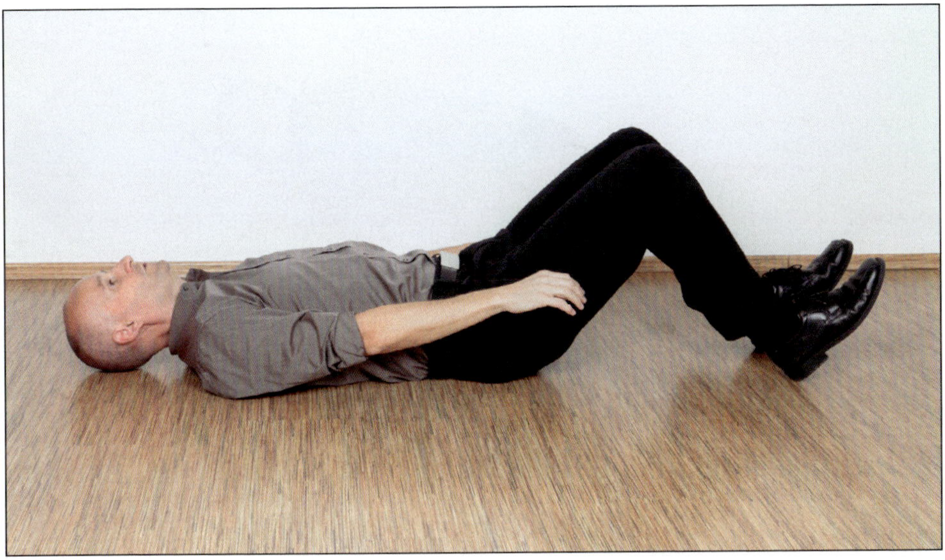

Legen Sie sich auf den Rücken. Ihre Knie winkeln Sie an.

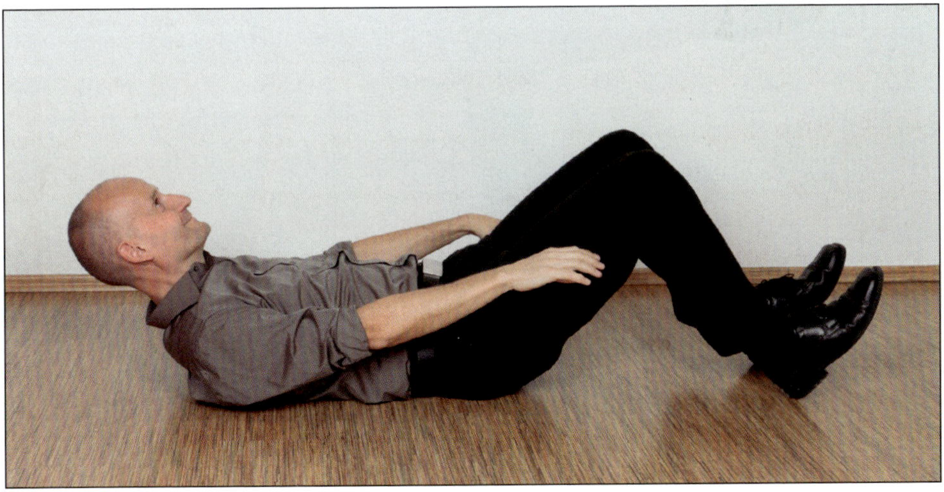

Dann heben Sie Ihren Oberkörper ganz wenig vom Boden ab und zurück.

Wiederholen Sie die Übung 12-mal.

3. Rücken: Waage

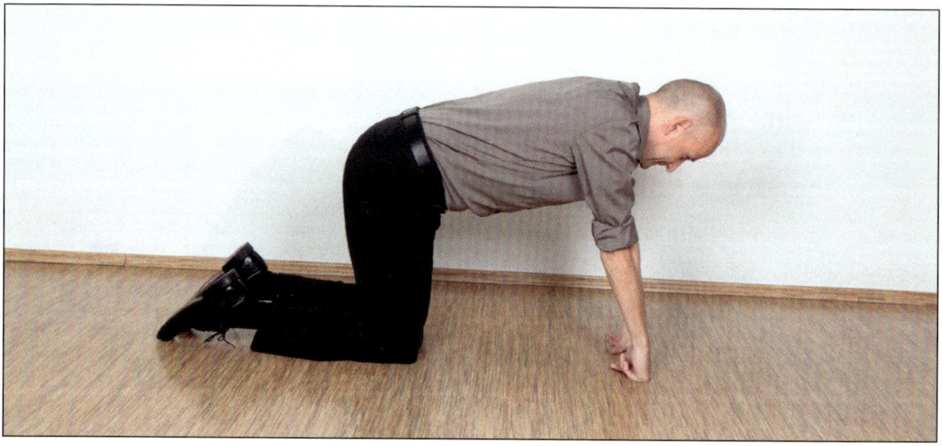

Knien Sie sich auf Ihre Hände und Füße.

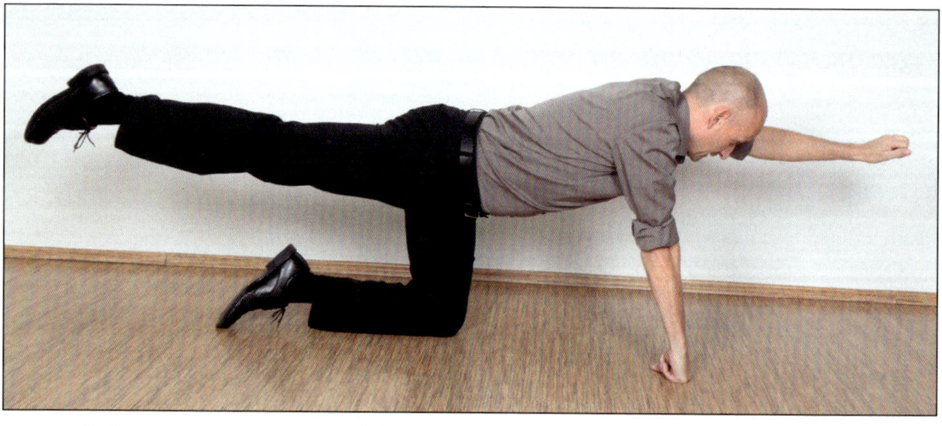

Dann heben Sie den rechten Arm und das linke Bein in die Waagerechte. Anschließend kommen Sie zurück in die Ausgangsposition.

Gleiches tun Sie mit dem linken Arm und dem rechten Bein.
Erst 12-mal die eine Seite, dann die Andere.

4. Schultern:

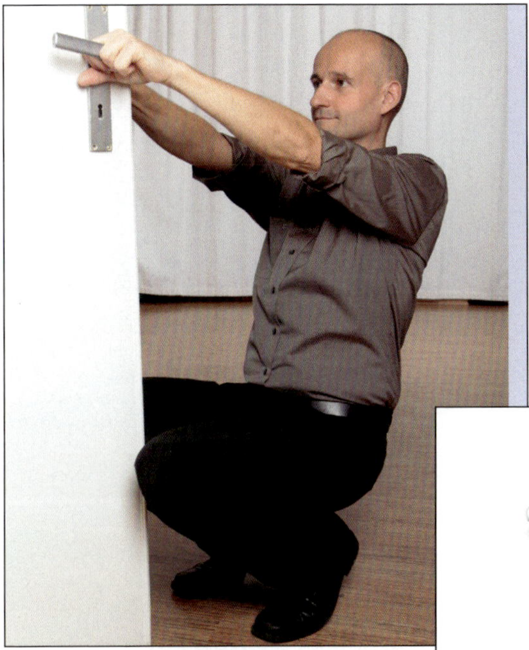

Hocken Sie sich vor eine geöffnete stabile Tür und greifen Sie mit beiden Händen die Türklinke.

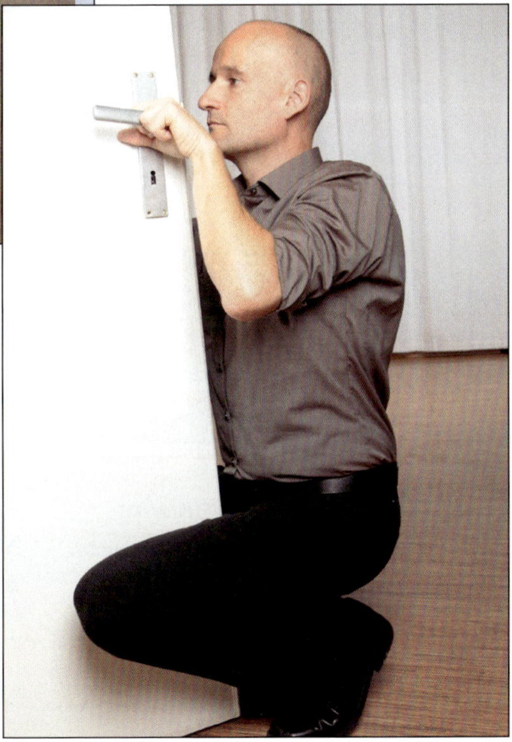

Dann ziehen Sie Ihren Brustkorb so weit es geht an die Tür heran. Anschließend strecken Sie Ihre Arme wieder, so dass Sie zur Ausgangsposition kommen.

Wiederholen Sie die Übung 12-mal.

5. Oberarm: Armbeuger

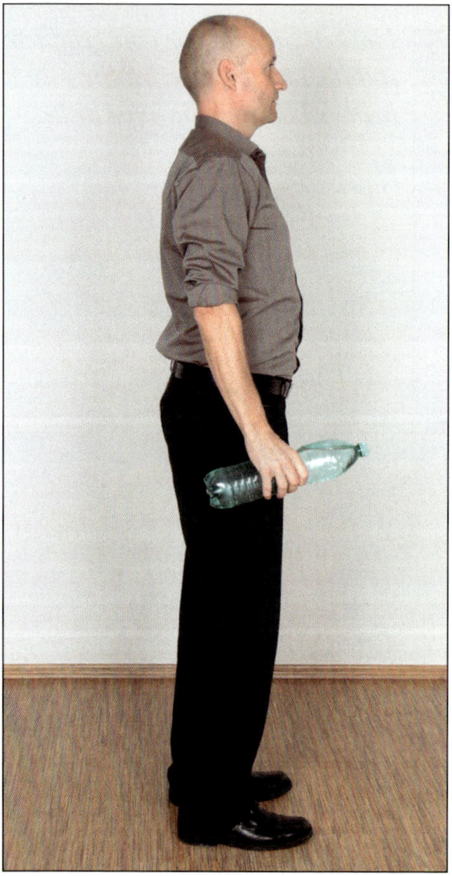

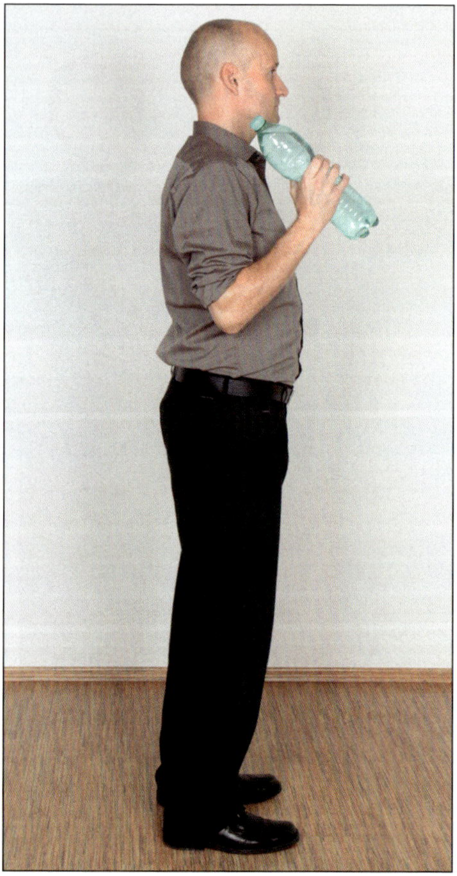

Nehmen Sie das Gewicht in Ihre Hand und lassen Sie den Arm hängen.

Dann heben Sie das Gewicht hoch. Sie knicken dazu allein im Ellbogen ein und wieder runter.

Trainieren Sie beide Arme. Mit zwei Gewichten können Sie dies gleichzeitig tun. Wiederholen Sie die Übung 12-mal.

6. Oberarm: Armstrecker

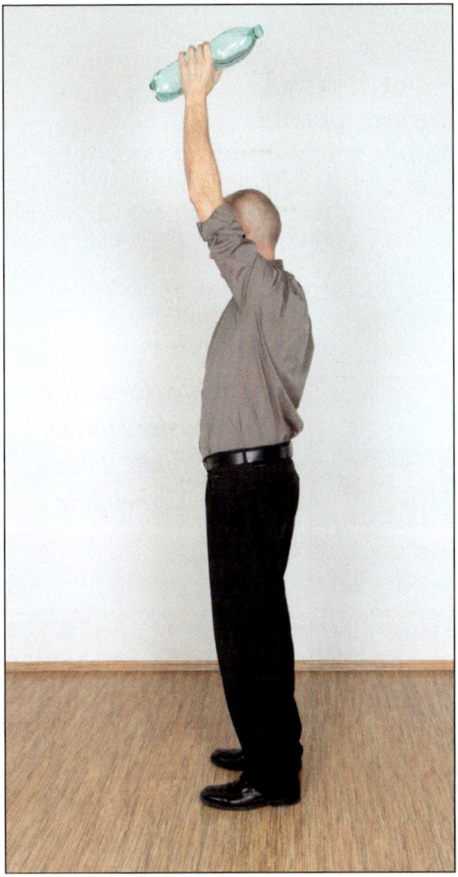

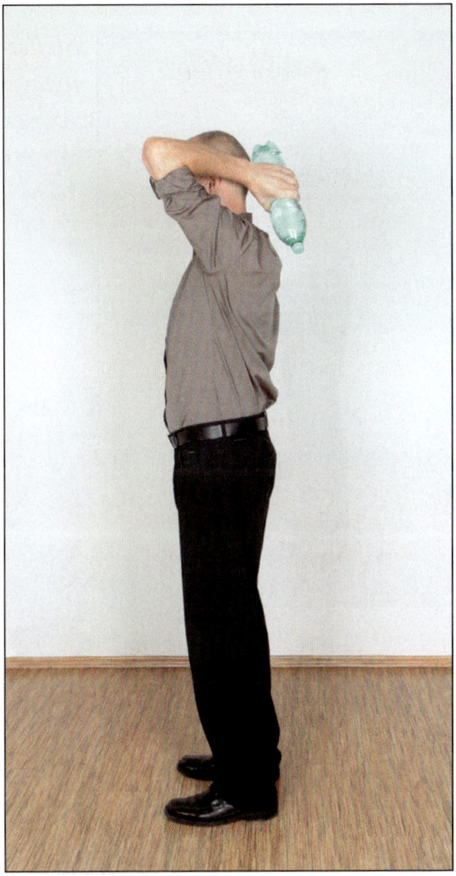

Strecken Sie den Arm mit dem Gewicht in der Hand gerade nach oben.

Dann knicken Sie im Ellbogen ein und lassen das Gewicht so weit wie möglich herab. Danach heben Sie das Gewicht zurück in die Ausgangsposition.

Trainieren Sie beide Arme. Wiederholen Sie die Übung 12-mal.

7. Brust: Stand-Liegestütz

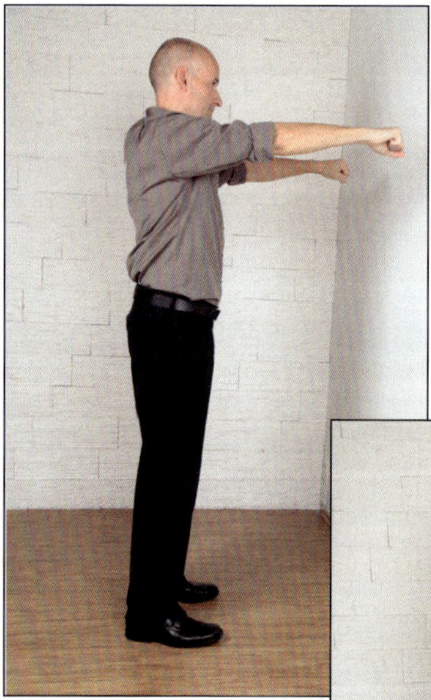

Stellen Sie sich bei waagerecht ausgestreckten Armen mit etwas Abstand vor eine Wand.

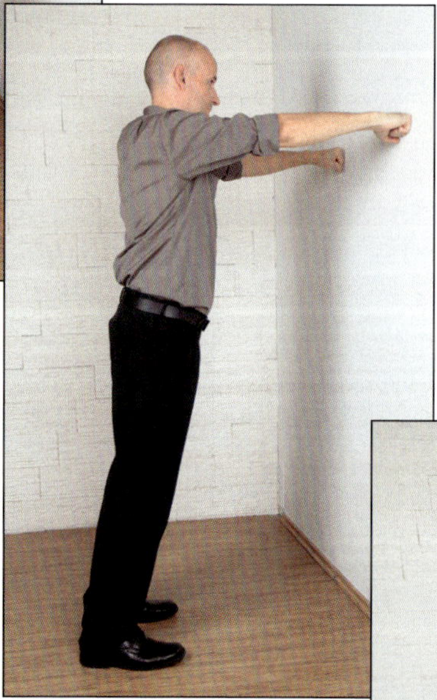

Neigen Sie sich zur Wand bis die Hände diese berühren. Lassen Sie Ihre Wirbelsäule gestreckt.

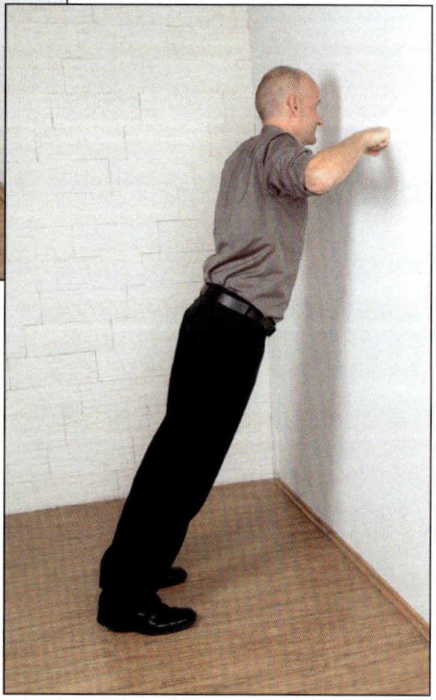

Knicken Sie in den Ellbogen ein, bis Ihr Gesicht fast die Wand berührt. Dann drücken Sie sich zurück. Lassen Sie Ihren Rücken dabei gerade.

Wiederholen Sie die Übung 12-mal.

8. Dehnung: Krokodil

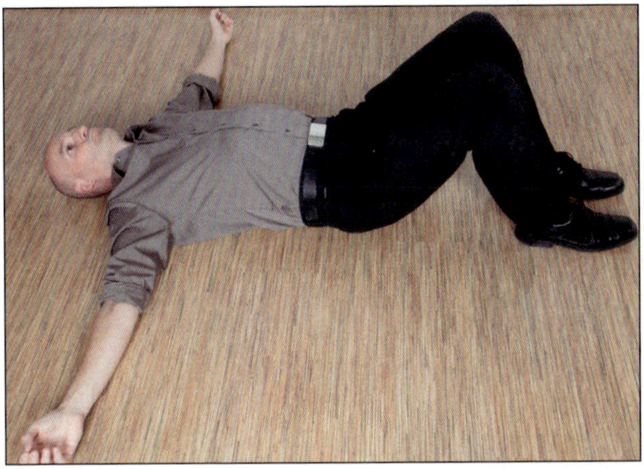

Legen Sie sich flach auf den Rücken, die Arme abgestreckt, die Knie angewinkelt.

Bewegen Sie nun ganz langsam den Kopf nach links und die Knie nach rechts.

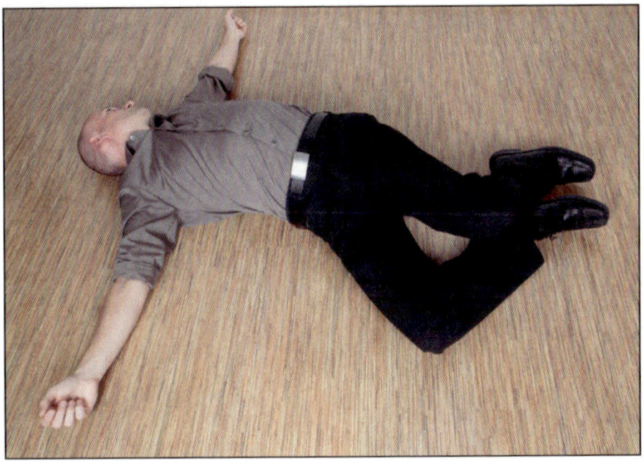

Diese Übung ist als „Krokodil" aus dem Yoga bekannt, dehnt Ihren ganzen Körper und entspannt Sie.

Bei dieser Übung bewegen Sie sich sehr langsam und nur 3-mal in jede Richtung. Beim letzten Mal verharren Sie für 3 tiefe langsame Atemzüge in der gedrehten Position. Dann wechseln Sie die Seite.

V. Rezepte für Ihr 28-Tage-Programm

Dieses Buch will und soll kein Kochbuch sein. In diesem Kapitel finden Sie dennoch alle Rezepte, die Sie während dem 28-Tage-Programm benötigen.

Die Rezepte können Sie sehr einfach und ohne großen Zeitaufwand nachkochen. Um den Zeitaufwand so klein wie möglich zu halten, kochen Sie stets zwei Portionen und essen zwei Tage von einem Gericht. Gekochte Speisen halten sich gekühlt im Kühlschrank mindestens 5 Tage. Sie brauchen keine Bedenken hinsichtlich eines Verderbens der Nahrungsmittel zu haben, da Sie die Portionen spätestens nach 3 Tagen verzehrt haben. Wichtig ist, dass Sie die zu lagernden Speisen sofort nach der Zubereitung in den Kühlschrank stellen und die grundlegenden Prinzipien der Küchenhygiene beachten.

Um den Aufwand gering zu halten, empfehle ich Ihnen nur einmal am Tag warm zu essen. Eine Mahlzeit pro Tag besteht aus Butterbroten. Bitte kaufen Sie Roggen-Vollkornbrot aus biologischer Produktion (mit Natursauerteig). Ob Sie mittags warm essen und abends Butterbrote oder andersherum, spielt keine Rolle. Planen Sie diesbezüglich nach Ihren Vorlieben.

Zum Frühstück schlage ich stets ein Vollkornmüsli aus Hafer vor. Mir schmeckt dies ganz ausgezeichnet und es macht lange satt. Sollten Sie partout kein frisches Müsli mögen, können Sie stattdessen zwei Scheiben Bio-Roggen-Vollkornbrot (mit Natursauerteig) und etwas Obst essen.

Ihre Butterbrote dürfen Sie dünn mit Butter bestreichen. Als Auflage eignen sich ganz hervorragend Hüttenkäse, Tahin (Sesammus), Erdnussmus, frische Tomate mit Zwiebelringen, Avocado, rote Linsencreme und Magerquark. Schinken, Wurst und Käse als Auflage für Ihr Butterbrot sollten Sie mit Bedacht dosieren.

Alle Rezepte sind für eine Person berechnet.

Fasten-Tee (eine Tasse):

Gießen Sie 150 ml heißes Wasser auf einen Teebeutel oder einen Teelöffel losen Tee. Lassen Sie den Tee 3 Minuten ziehen. Benutzen Sie ausschließlich grünen Tee.

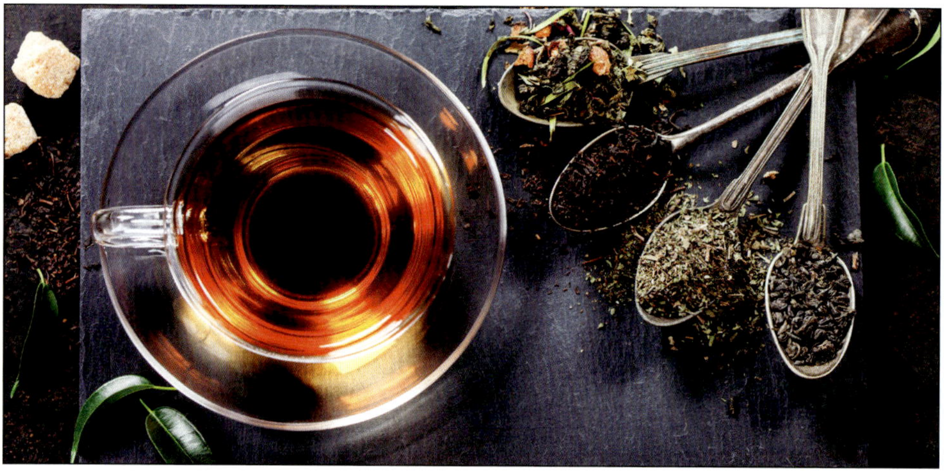

© 123rf.com – Natalia Klenova

Bananen-Smoothie (eine Portion):

Pürieren Sie eine halbe Banane. Gießen Sie 250 ml Wasser zu. Rühren Sie gut um.

Fasten-Suppe (eine Portion):

Schälen Sie eine normal große Kartoffel (etwa 100 g). Kochen Sie die Kartoffel in 200 ml leicht gesalzenem Wasser. Pürieren Sie die Kartoffel im Kochwasser.

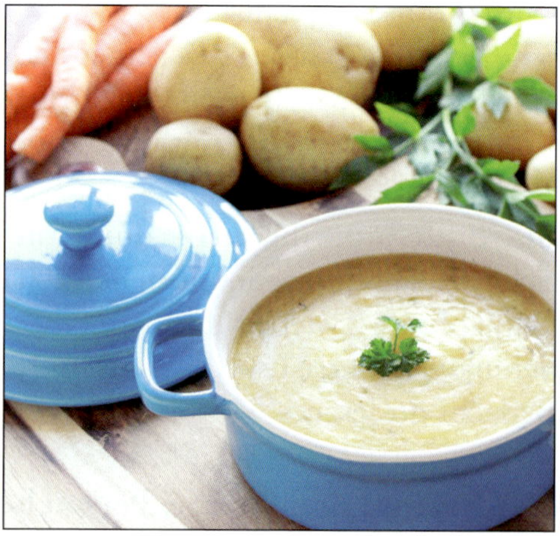

© 123rf.com – Frank Straube

Gemüsesuppe für die Aufbautage (eine Portion):

Schneiden Sie 60 g geschälte Kartoffeln, 30 g Möhren, 30 g Porree und 30 g Sellerie in 5 mm dicke Scheiben. Kochen Sie alles circa 15 Minuten in leicht gesalzenem Wasser. Geben Sie am Ende wenig Pfeffer hinzu.

Weizenbrei (eine Portion):

Erhitzen Sie 2 EL fein geschroteten Weizen ca. 1 Minute lang in einem Topf bei mittlerer Hitze. Der Weizen darf nicht anbrennen. Geben Sie 250 ml kaltes Wasser hinzu und lassen Sie es aufkochen. Lassen Sie die Masse 10 Minuten quellen. Würfeln Sie ½ Apfel und geben Sie ihn zum Weizen.

Pellkartoffeln (zwei Portionen):

Kochen Sie 300 g ungeschälte Kartoffeln mit etwas Kümmel in Wasser. Sie können die Schale mitessen, wenn Sie die Kartoffeln vorher gut abgeschrubbt haben. Mir schmeckt dies ausgezeichnet.

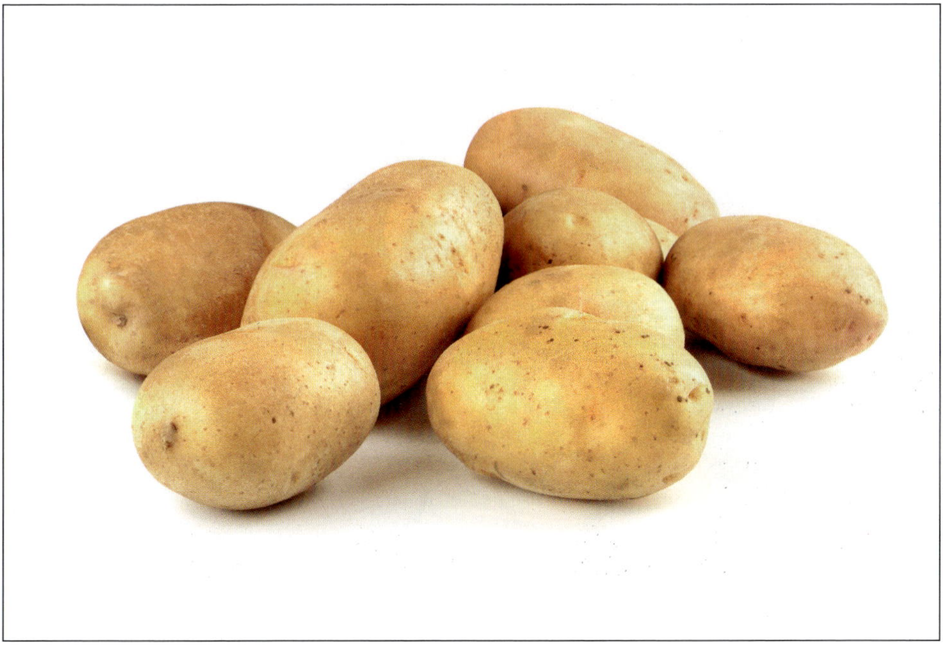

Müsli für die Aufbautage (eine Portion):

Vermengen Sie 3 EL Naturjoghurt und 30 g Haferflocken. Geben Sie ½ kleingeschnittenen Apfel hinzu.

Rohkostvorspeise:

Ich empfehle Ihnen, vor jedem warmen Essen eine kleine Portion hochwertige vegetarische Rohkost zu essen. Dies senkt auf lange Sicht Ihren Blutzucker. Sie können sich zum Beispiel einen kleinen vegetarischen Salat anrichten. Wichtig ist, dass Sie hierbei keinen Schinken, Käse oder Croutons benutzen. Das Dressing sollten Sie immer selbst herstellen, nur so kennen Sie die Inhaltsstoffe. Alternativ können Sie 100 g eines Gemüses zusammen mit ½ Apfel raspeln und mit 1 TL saurer Sahne, Salz, Pfeffer und etwas Zitronensaft vermischen. Das funktioniert ganz hervorragend mit Roter Bete, Karotten und Sellerie.

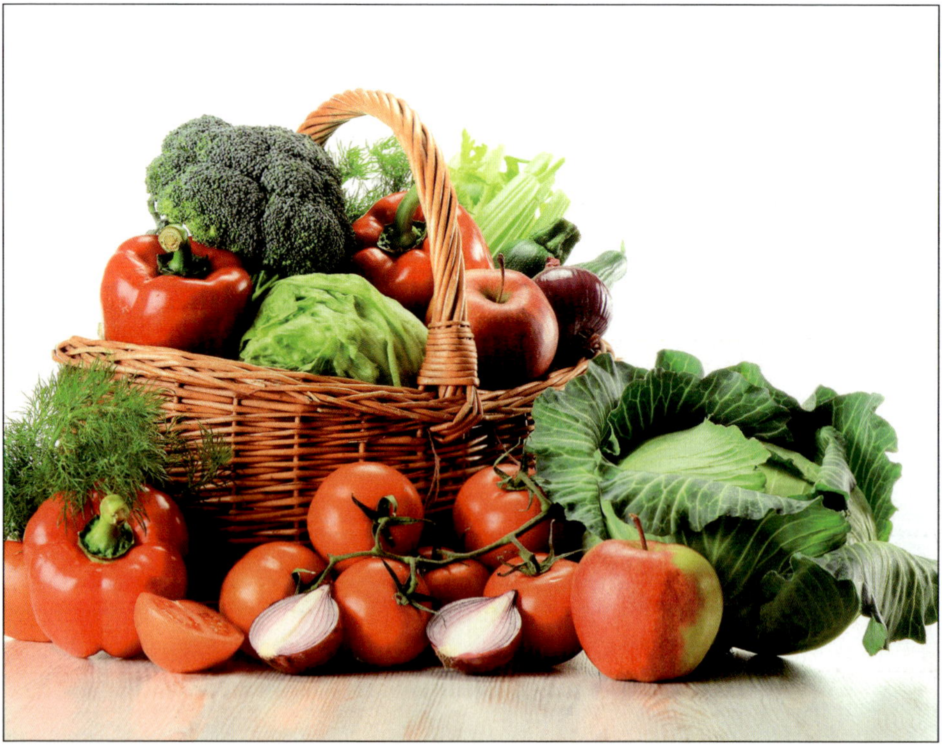

Risotto (zwei Portionen):

Dünsten Sie eine fein gehackte Zwiebel in 1 TL Olivenöl an. Geben Sie 120 g gewaschenen Vollkornreis zu den Zwiebeln und lassen Sie ihn 1 Minute mitdünsten. Fügen Sie 200 ml Wasser, Salz und Pfeffer zu und lassen Sie den Reis aufkochen. Danach reduzieren Sie die Hitze und köcheln den Reis. Nach 20 Minuten geben Sie 200 g gewürfelte Zucchini zu. Nach weiteren 8 Minuten fügen Sie 2 gewürfelte Tomaten und 10 gehackte Oliven hinzu. Diese kochen Sie noch für 2 Minuten mit. Dann nehmen Sie den Topf vom Herd und lassen das Risotto etwas weiterquellen.

Gemüsepfanne (eine Portion):

Dünsten Sie eine kleine Zwiebel in 1 EL Olivenöl glasig. Geben Sie 200 g Gemüse hinzu. Braten Sie das Gemüse 2 Minuten mit und geben Sie dann 100 ml Wasser hinzu. Dünsten Sie das Gemüse gar. Salzen und pfeffern Sie nach Ihrem Geschmack.

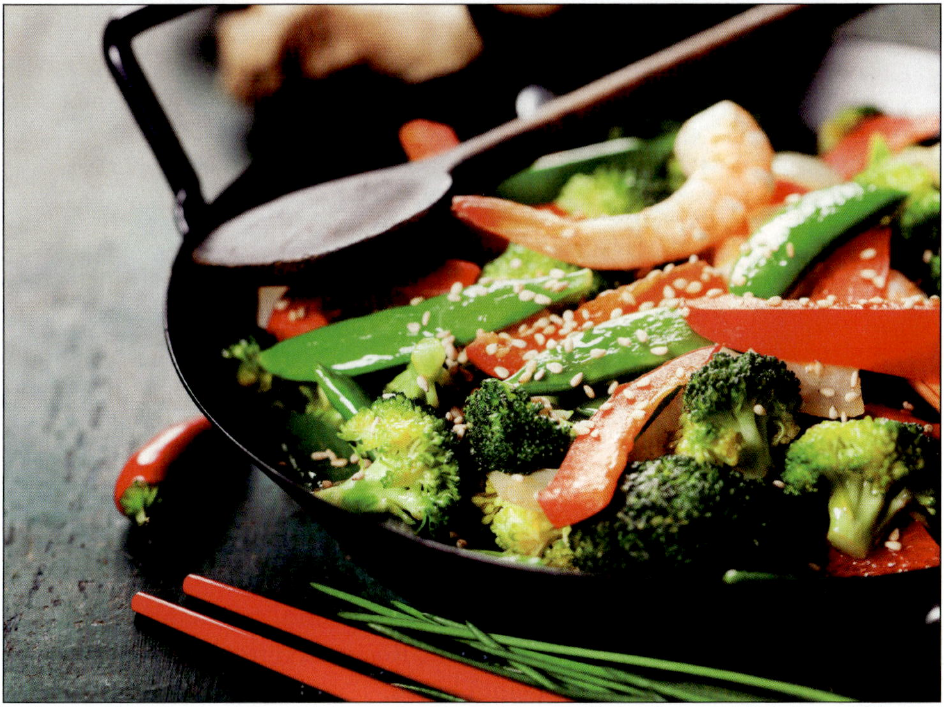

Bratlinge (zwei Portionen):

Erwärmen Sie 100 ml Milch und lassen Sie 125 g Haferflocken oder geschroteten Hafer darin quellen. Hacken Sie eine Zwiebel klein und dünsten Sie diese in Olivenöl an. Geben Sie ein Eigelb und 3 EL Magerquark zur Hafermasse. Würzen Sie die Zwiebel mit Koriander, Salz und Pfeffer und geben Sie diese ebenfalls zum Hafer. Schlagen Sie das Eiweiß steif und ziehen Sie es unter die Hafermasse. Erhitzen Sie Olivenöl in der Pfanne. Formen Sie Bratlinge aus der Hafermasse und braten Sie diese in der Pfanne knusprig. Das dauert von jeder Seite etwa 5 Minuten.

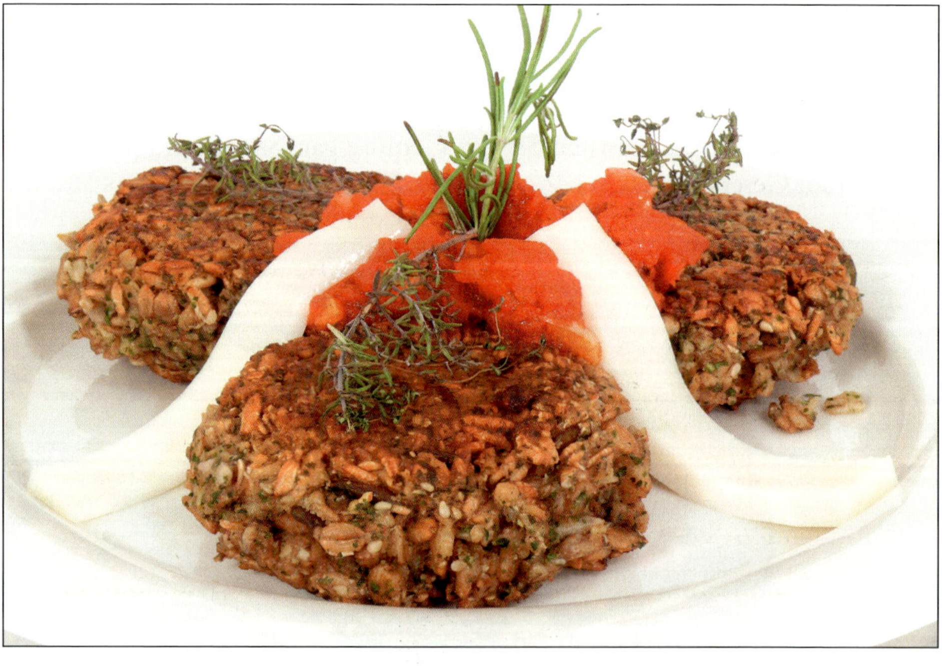

Müsli (eine Portion):

Vermengen Sie 5 EL Naturjoghurt und 60 g Haferflocken. Geben Sie zerteiltes Obst nach Belieben hinzu (ich empfehle ½ Apfel und ½ Banane). Fügen Sie 2 EL zerteiltes Trockenobst (Dörrpflaume, Rosinen, getrocknete Aprikosen), 2 EL gehackte Nüsse und 1 TL Leinöl hinzu.

Beilage (eine Portion):

Es ist Ihnen freigestellt, welche Sättigungsbeilage Sie wählen. Entscheiden Sie nach Ihrem Geschmack. Als Diabetiker haben Sie die Auswahl zwischen Salzkartoffeln, Pellkartoffeln, Vollkornreis, Vollkornnudeln und Quinoa. Diese Nahrungsmittel enthalten sättigende Kohlenhydrate. Für eine Portion sollten Sie sich an folgenden Mengenangaben orientieren. Kartoffeln: 150 g, Vollkornreis: 60 g, Vollkornnudeln: 80 g, Quinoa: 60 g.

Auberginen-Auflauf (zwei Portionen):

Achteln Sie 200 g Tomaten und vermengen Sie diese mit einer klein gehackten Knoblauchzehe, 1 TL Oregano, Pfeffer, Salz, Chilipulver und Paprikapulver. Schneiden Sie eine Aubergine in 1 cm dicke Scheiben. Die Hälfte der Auberginenscheiben legen Sie dachziegelartig auf den Boden einer eingeölten Auflaufform und beträufeln diese mit Olivenöl. Verteilen Sie die Tomatenstücke darauf. Legen Sie die zweite Hälfte der Aubergine auf die Tomaten. Beträufeln Sie diese mit Öl. Vermischen Sie 20 g geriebenen Emmentaler mit 2 EL Petersilie und 2 EL zerbröseltem Vollkornbrot. Streuen Sie die Käse-Brot-Mischung oben auf die Auberginenschicht. Geben Sie die Auflaufform in den vorgeheizten Backofen und backen Sie diese 30 Minuten bei 200 Grad.

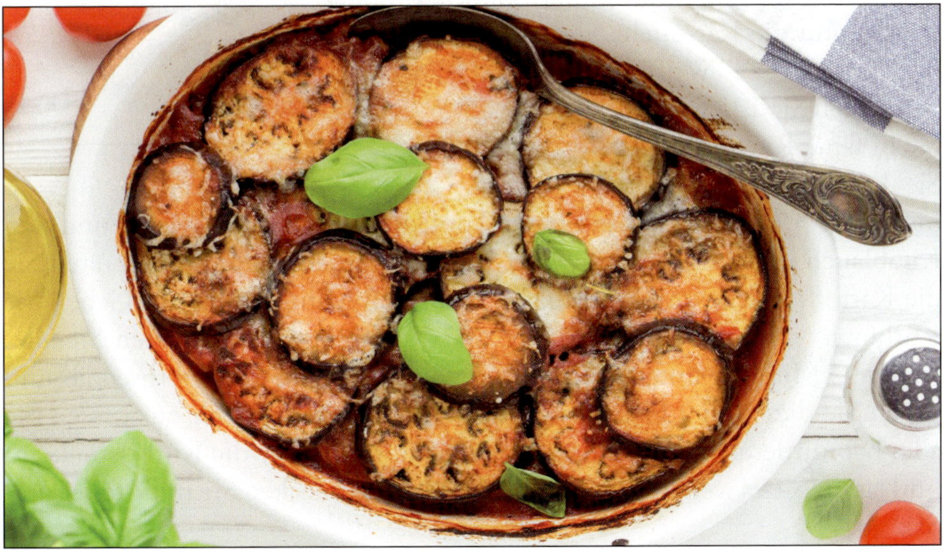

Hähnchen auf Rucola-Tomate (eine Portion):

Schneiden Sie 50 g Rucola in Streifen. Hacken Sie eine kleine Zwiebel und eine halbe Knoblauchzehe fein. Überbrühen Sie 150 g Tomaten mit heißem Wasser, häuten Sie die Tomaten und entfernen Sie die Stiele. Würfeln Sie die Tomaten in kleine Stücke. Zerteilen Sie ein Hähnchenbrustfilet in 2 cm dicke Streifen. In einem Topf erhitzen Sie 1 EL Olivenöl und dünsten die Zwiebel und den Knoblauch darin glasig. Fügen Sie die Tomaten zu und dünsten Sie diese 5 Minuten. Geben Sie den Rucola hinzu und dünsten Sie alle Zutaten für weitere 5 Minuten. Gleichzeitig erhitzen Sie in einer Pfanne 2 EL Olivenöl und braten das Fleisch unter Zugabe von Salz und Pfeffer ca. 10 Minuten von allen Seiten an.

Kichererbsen (zwei Portionen):

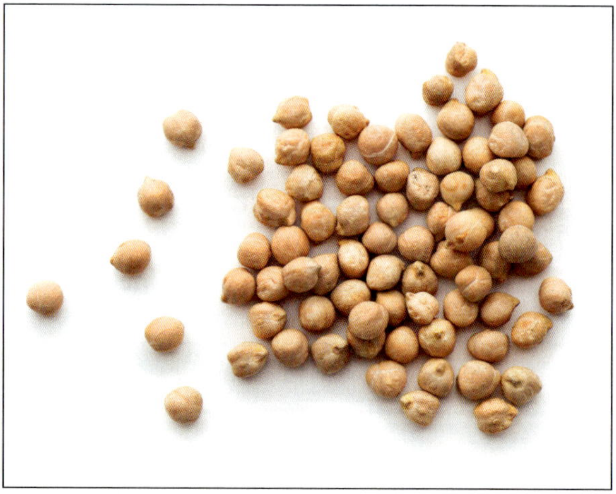

© 123rf.com – jirkaejc

Lassen Sie 25 g trockene Kichererbsen über Nacht in 200 ml Wasser einweichen. Schälen Sie 125 g festkochende Kartoffeln. Schneiden Sie 500 g gelben Kürbis und die Kartoffeln in 3 cm große Würfel. Schneiden Sie 125 g Zwiebel in feine Ringe. Pressen Sie 1 Knoblauchzehe. Erhitzen Sie 3 EL Olivenöl in einem Topf. Rösten Sie die Zwiebel und den Knoblauch unter Zugabe von etwas Kreuzkümmel braun. Dann braten Sie die Kartoffelstücke unter ständigem Rühren 2 Minuten mit an. Geben Sie Kurkuma, edelsüßes Paprikapulver und Koriander zu und braten Sie alles weitere 2 Minuten unter Rühren an. Schütten Sie die Kichererbsen ab und geben Sie diese mit 125 ml frischem Wasser und etwas Salz zu. Lassen Sie alles bei mittlerer Hitze 5 Minuten köcheln. Geben Sie die Kürbisstücke zu und lassen Sie es weitere 5 Minuten köcheln. Schmecken Sie mit Pfeffer und Salz ab.

Steckrübe in Brotkruste (zwei Portionen):

Würfeln Sie eine Zwiebel ganz fein und braten Sie diese in 1 EL Olivenöl für 2 Minuten an. Zerteilen Sie eine Steckrübe in längliche Stücke (ähnlich Pommes frites). Legen Sie die Steckrübenstücke in eine Auflaufform, geben Sie 4 EL Olivenöl, Salz, Pfeffer und Kümmel dazu und vermischen Sie alles gut miteinander. Streuen Sie die gebratene Zwiebel obenauf. Bedecken Sie die Steckrübe mit 30 g Käse zum Überbacken (Gouda, Bergkäse, Parmesan – wie Sie möchten). Krümeln Sie eine dicke Scheibe Vollkornbrot über alles. Stellen Sie die Auflaufform für 45 Minuten bei 220 Grad in den vorgeheizten Backofen.

Steak mit Bohnen (eine Portion):

Erster Topf: Kochen Sie 150 g Kartoffeln.

Zweiter Topf: Dünsten Sie eine kleine Zwiebel und etwas Knoblauch in 1 EL Olivenöl an. Geben Sie 300 g grüne Bohnen und 100 ml Wasser hinzu. Dünsten Sie die Bohnen gar.

Bratpfanne: Heizen Sie eine Pfanne mit etwas Olivenöl auf hoher Temperatur vor. Legen Sie ein Steak hinein und braten Sie es nach Ihren Vorstellungen von beiden Seiten an. Salzen und pfeffern Sie nach Ihrem Geschmack.

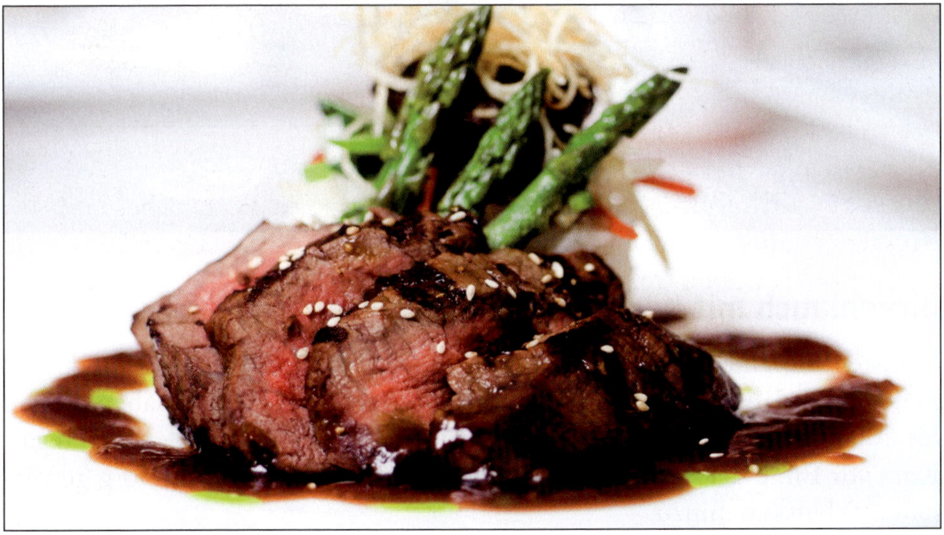

Fenchel im Backofen (zwei Portionen):

Schneiden Sie 3 Fenchel in Scheiben und beträufeln Sie den Fenchel mit Olivenöl. Geben Sie Knoblauch, Salz, Pfeffer und Kreuzkümmel zu und vermengen Sie alles. Legen Sie den Fenchel auf ein eingeöltes Backblech und schieben Sie ihn in den vorgeheizten Backofen. 25 Minuten bei 200 Grad. Dann geben Sie 15 entkernte Oliven und 40 g Schafskäse hinzu und backen alles für weitere 5 Minuten.

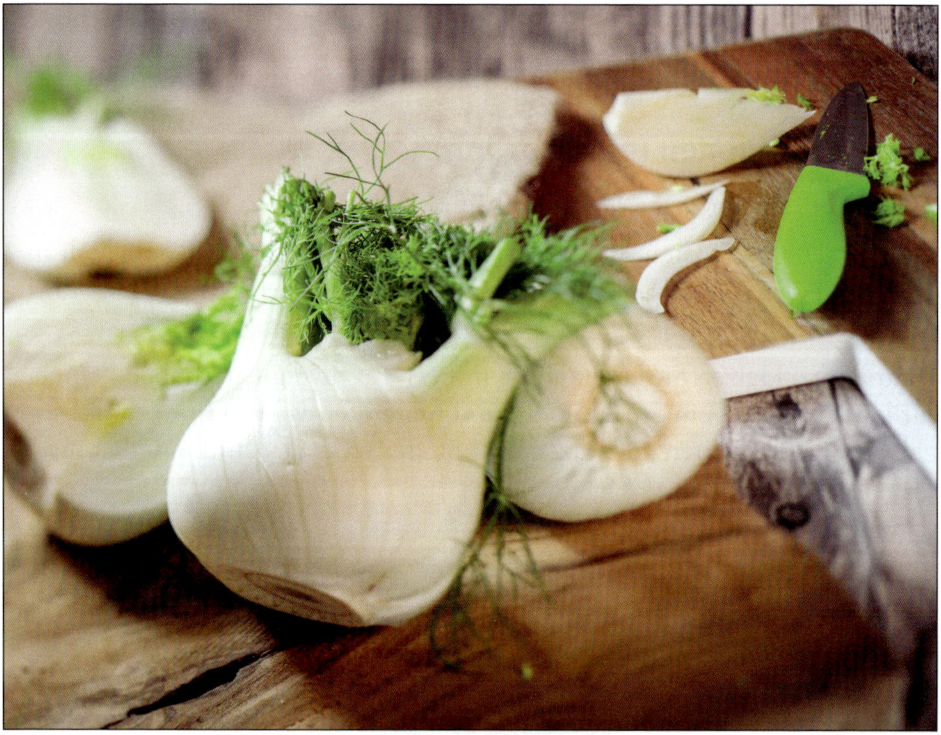

Birnenlauch mit Käse (zwei Portionen):

Dünsten Sie eine Zwiebel in 1 EL Olivenöl glasig. Geben Sie 2 Stangen Lauch hinzu, die Sie zuvor in 1 cm dicke Streifen geschnitten haben. Fügen Sie 200 ml Wasser und etwas Sojasoße hinzu und dünsten Sie den Lauch gar. Kurz vor Ende der Garzeit fügen Sie 2 gewürfelte Birnen und 50 g gewürfelten Schafskäse hinzu.

Lachs mit Mangold (eine Portion):

Erster Topf: Streuen Sie 50 g Quinoa in 100 ml kaltes Wasser. Kochen Sie das Wasser auf, nach 10 Minuten ist das Quinoa fertig.

Zweiter Topf: Würfeln Sie eine kleine Zwiebel und dünsten Sie diese in 1 TL Olivenöl. Schneiden Sie eine halbe Staude Mangold in Streifen. Geben Sie den Mangold hinzu und fügen Sie 200 ml Wasser bei. Nach 15 bis 20 Minuten ist der Mangold gar.

Bratpfanne: Heizen Sie eine Bratpfanne bei mittlerer Temperatur vor. Geben Sie 2 EL Olivenöl, Salz und Pfeffer in die Pfanne. Legen Sie ein Seelachsfilet hinein und braten Sie es. Nach 4 Minuten wenden Sie das Filet und braten es von der anderen Seite weitere 4 Minuten an. Das Filet muss aufgetaut sein, wenn Sie Tiefkühlfisch verwenden.

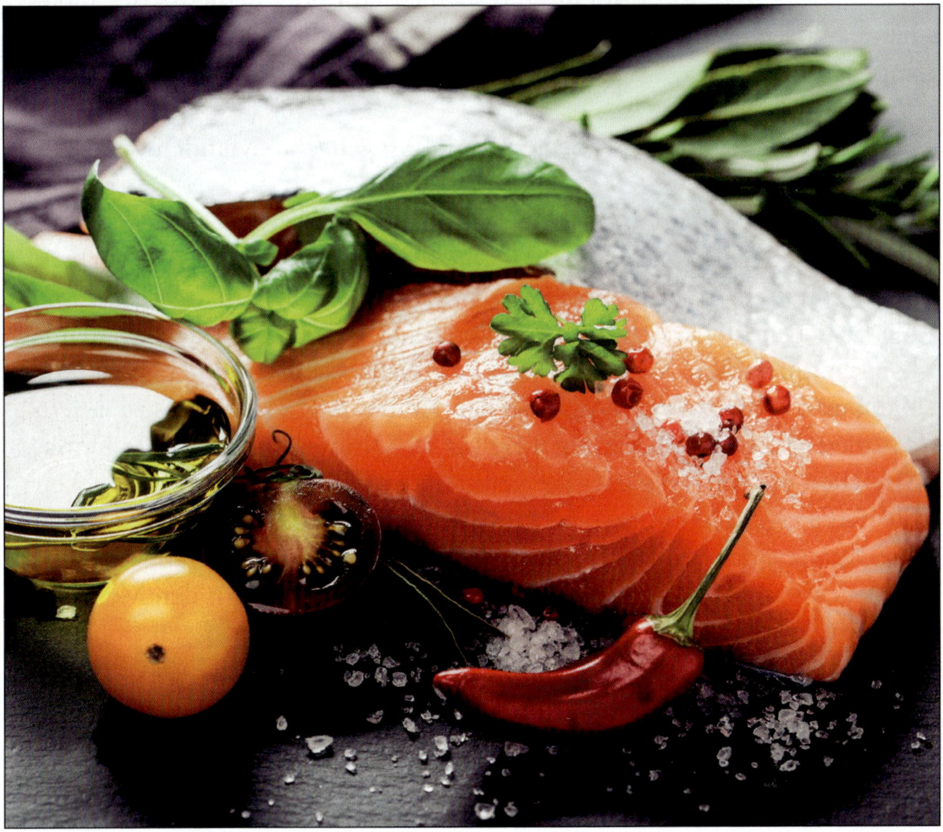

Süßspeisen für den besonderen Anlass

Ich möchte Ihnen zum Abschluss dieses Kapitels zeigen, dass Sie sehr leckere Süßspeisen ganz ohne Zucker, Honig oder Sirup herstellen können. Wenn ich Gäste zu mir nach Hause einlade, bewirte ich sie gerne mit folgenden Nachspeisen:

Erdbeerkuchen (ein ganzer Kuchen):

Für den Boden (Mürbeteig): 250 g Vollkornmehl, 100 g Butter, 1 Ei, ¼ Banane, 2 TL Backpulver, 1 ½ EL Wasser, etwas geriebene Zitronenschale

Für die Füllung: 500 g stichfesten Sahnequark oder Schichtkäse, 1 Banane, Saft von ½ Zitrone, echte Bourbon-Vanille, etwas geriebene Orangenschale.

Für die Auflage: 500 g Erdbeeren und 40 g gehackte Mandeln.

Rösten Sie die Mandeln in einer Pfanne bei niedriger Temperatur an. Geben Sie das Mehl und das Backpulver in eine Schüssel und formen Sie es zu einer Art Vulkanberg mit einem Krater obenauf. Zerteilen Sie die Butter in Flöckchen und verteilen Sie diese rund um den Mehlvulkan. Zerquetschen Sie die Banane mit einer Gabel und geben Sie die Banane, das Ei und das Wasser in den Krater. Kneten Sie alles zu einem Mürbeteig und stellen Sie den Teig für 20 Minuten in den Kühlschrank. Streichen Sie den Teig auf eine gefettete Tortenbodenform und backen Sie den Teig 18 Minuten bei 180 Grad. Währenddessen vermengen Sie alle Zutaten der Füllung. Geben Sie die Füllung auf den abgekühlten Boden. Vierteln Sie die Erdbeeren und geben Sie diese mit den Mandeln oben auf die Füllung.

Mangocreme (8 Portionen):

Pürieren Sie 3 Mangos und stellen Sie diese beiseite. Vermischen Sie 1 kg Naturjoghurt, 400 g Schlagsahne, 6 EL Getreidekaffeepulver, etwas geriebene Zitronenschale und Vanille. Oben auf die Joghurtmasse streichen Sie die Mangocreme. Streuen Sie geröstete Mandeln darüber.

Pflaumencreme (für 6 Portionen):

Weichen Sie 300 g getrocknete Pflaumen in Wasser für vier Stunden ein. Lassen Sie sie kurz aufkochen und pürieren Sie die Pflaumen. Lassen Sie die Masse abkühlen. Vermischen Sie die Pflaumenmasse mit 750 g Naturjoghurt. Schlagen Sie 300 g Sahne steif und heben Sie diese unter. Bestreuen Sie die Creme mit Zimt.

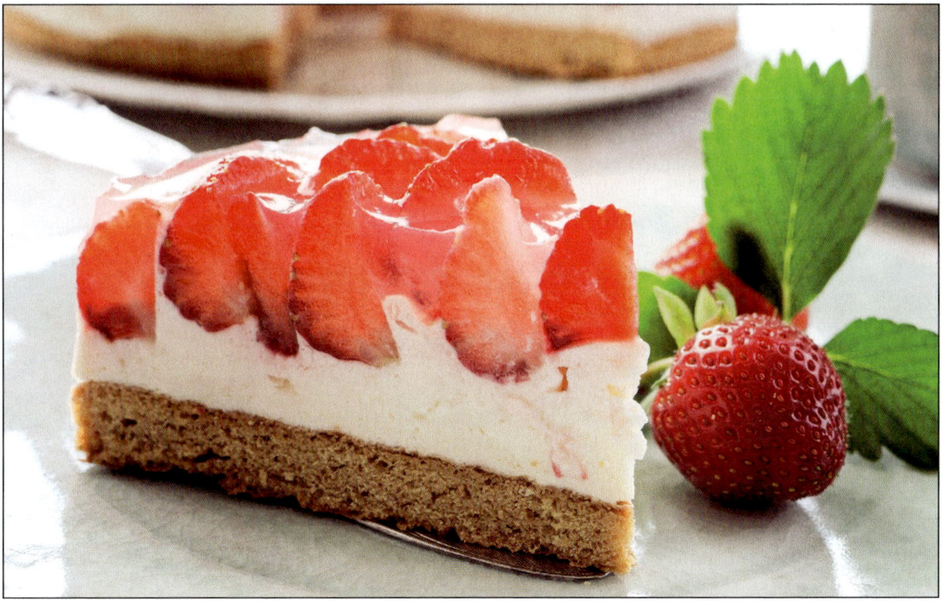

VI. Ihr 28-Tage-Programm

Jetzt geht's los: Ihr Kampf gegen den Diabetes beginnt

Wenn Sie mögen, sperren Sie Telefon, Handy, Computer, TV, Radio, Spielkonsole, Kfz, Motorrad für eine Woche weg.

Mein Tipp: Senden Sie alle Anschlusskabel und Schlüssel mit der Post zu einem Verwandten. Das ist eine wunderbare Methode, um in der Fastenzeit zur Ruhe zu kommen.

Nutzen Sie die Fastenzeit, um einen ganz anderen Tagesrhythmus zu leben als normalerweise. Gönnen Sie sich den Luxus des Müßigganges. Der erste Tag ist der Entlastungstag.

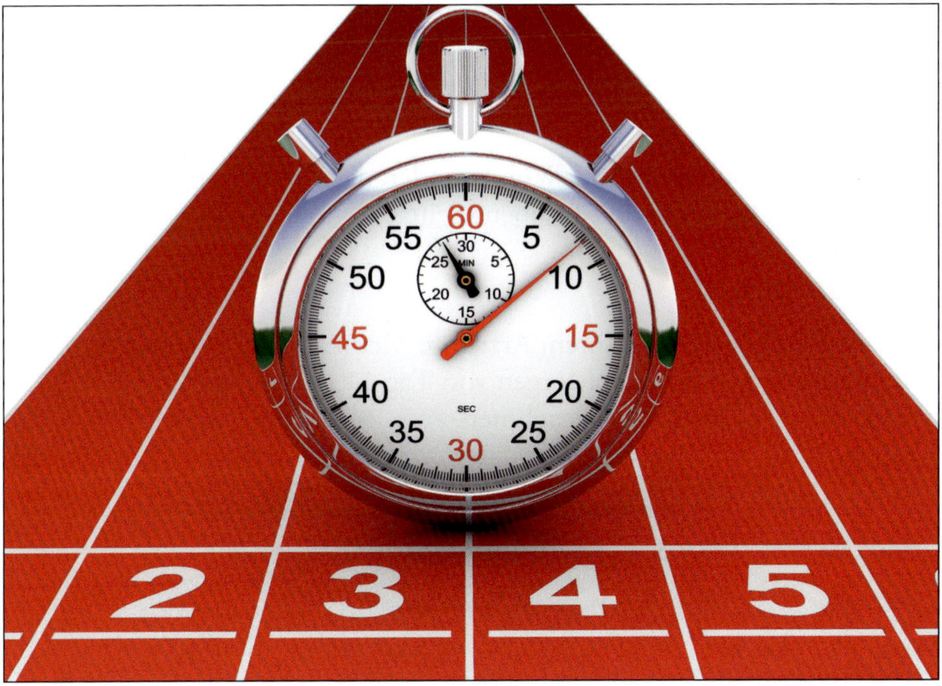

Tag 1 Samstag:

Ihr persönlicher Tages-Check zum Abhaken

Frühstück:

Vegetarisches Frühstück, z. B. drei Scheiben Vollkornbrot, die Sie mit Tomaten und Zwiebeln oder Hüttenkäse belegen. .... ☐
Essen Sie kein Ei. .... ☐
Essen Sie keinen Fisch. .... ☐

Mittagessen:

Vegetarisches Essen, z. B. ein Gericht aus diesem Buch ab Seite 62 ...... ☐
Essen Sie kein Ei. .... ☐
Essen Sie keinen Fisch. .... ☐

Abendessen:

Vegetarisches Essen, z. B. drei Scheiben Vollkornbrot mit Avocado ..... ☐
Essen Sie kein Ei. .... ☐
Essen Sie keinen Fisch. .... ☐

Sport:

Kein Sport. Sie sollten für Ihr Wohlbefinden die Dehnübung „Dehnung – Das Krokodil“ ausüben (Seite 61). .... ☐

Besonderheiten:

Sie haben im Vorfeld mit Ihrem Arzt Ihre Medikation abgesprochen. .. ☐
Seit heute Morgen bis zum Morgen von Tag 11 dürfen Sie keine Medikamente gegen Diabetes nehmen. .... ☐
Verzichten Sie auf Alkohol. .... ☐

Motto des Tages

Jetzt geht es los, ich werde meinen Diabetes besiegen.

Tag 2 Sonntag:

Ihr persönlicher Tages-Check zum Abhaken

Frühstück:

Eine Tasse grüner Tee (Seite 64) ☐
Einen Bananen-Smoothie (Seite 64) ☐
Einen Teelöffel Magerquark ☐
Vitamine (optional) ☐

Mittagessen:

Einen Bananen-Smoothie (Seite 64) ☐
Einen Teelöffel Magerquark ☐

Abendessen:

Fasten-Suppe (Seite 64) ☐
Einen Teelöffel Magerquark ☐

Sport:

Kein Sport. Sie sollten für Ihr Wohlbefinden die Dehnübung „Dehnung – Das Krokodil" ausüben (Seite 61). ☐

Besonderheiten:

Trinken Sie drei Liter Wasser über den Tag verteilt. ☐
Vor dem Frühstück nehmen Sie Glaubersalz zur Darmreinigung. ☐
Verzichten Sie auf Alkohol, Nikotin und Koffein. ☐
Sie tun nichts, Sie kommen zur Ruhe. Lassen Sie Langeweile zu. ☐

Motto des Tages

Ich freue mich auf meinen ersten Fastentag.

Tag 3 Montag:

Ihr persönlicher Tages-Check zum Abhaken

Frühstück:

Eine Tasse grüner Tee (Seite 64) ☐
Einen Bananen-Smoothie (Seite 64) ☐
Einen Teelöffel Magerquark ☐
Vitamine (optional) ☐

Mittagessen:

Einen Bananen-Smoothie (Seite 64) ☐
Einen Teelöffel Magerquark ☐

Abendessen:

Fasten-Suppe (Seite 64) ☐
Einen Teelöffel Magerquark ☐

Sport:

Bewegen Sie sich mindestens eine Stunde an der frischen Luft. ☐

Besonderheiten:

Trinken Sie drei Liter Wasser über den Tag verteilt. ☐
Verzichten Sie auf Alkohol, Nikotin und Koffein. ☐

Motto des Tages

Fasten geht einfacher, als ich dachte.

Tag 4 Dienstag:

Ihr persönlicher Tages-Check zum Abhaken

Frühstück:

Eine Tasse grüner Tee (Seite 64) ☐
Einen Bananen-Smoothie (Seite 64) ☐
Einen Teelöffel Magerquark ☐
Vitamine (optional) ☐

Mittagessen:

Einen Bananen-Smoothie (Seite 64) ☐
Einen Teelöffel Magerquark ☐

Abendessen:

Fasten-Suppe (Seite 64) ☐
Einen Teelöffel Magerquark ☐

Sport:

Führen Sie das 5-Minuten-Fitnessprogramm durch ☐
und bewegen Sie sich mindestens eine Stunde an der frischen Luft. ☐

Besonderheiten:

Trinken Sie drei Liter Wasser über den Tag verteilt. ☐
Am Morgen machen Sie einen Einlauf zur Darmreinigung. ☐
Verzichten Sie auf Alkohol, Nikotin und Koffein. ☐

Motto des Tages

Meine Lebenskraft kommt zurück.

Tag 5 Mittwoch:

Ihr persönlicher Tages-Check zum Abhaken

Frühstück:

Eine Tasse grüner Tee (Seite 64) .... ☐
Einen Bananen-Smoothie (Seite 64) .... ☐
Einen Teelöffel Magerquark .... ☐
Vitamine (optional) .... ☐

Mittagessen:

Einen Bananen-Smoothie (Seite 64) .... ☐
Einen Teelöffel Magerquark .... ☐

Abendessen:

Fasten-Suppe (Seite 64) .... ☐
Einen Teelöffel Magerquark .... ☐

Sport:

Führen Sie das 5-Minuten-Fitnessprogramm durch .... ☐
und bewegen Sie sich mindestens eine Stunde an der frischen Luft. .... ☐

Besonderheiten:

Trinken Sie drei Liter Wasser über den Tag verteilt. .... ☐
Verzichten Sie auf Alkohol, Nikotin und Koffein. .... ☐

Motto des Tages

Wer viel Geld hat, ist reich. Wer keine Krankheit hat, ist glücklich.

(Chinesisches Sprichwort)

Tag 6 Donnerstag:

Ihr persönlicher Tages-Check zum Abhaken

Frühstück:

Eine Tasse grüner Tee (Seite 64) .... □
Einen Bananen-Smoothie (Seite 64) .... □
Einen Teelöffel Magerquark .... □
Vitamine (optional) .... □

Mittagessen:

Einen Bananen-Smoothie (Seite 64) .... □
Einen Teelöffel Magerquark .... □

Abendessen:

Fasten-Suppe (Seite 64) .... □
Einen Teelöffel Magerquark .... □

Sport:

Führen Sie das 5-Minuten-Fitnessprogramm durch .... □
und bewegen Sie sich mindestens eine Stunde an der frischen Luft. ..... □

Besonderheiten:

Trinken Sie drei Liter Wasser über den Tag verteilt. .... □
Am Morgen machen Sie einen Einlauf zur Darmreinigung. .... □
Verzichten Sie auf Alkohol, Nikotin und Koffein. .... □

Motto des Tages

Wenn ich nicht dauernd esse, habe ich viel Zeit.

Tag 7 Freitag:

Ihr persönlicher Tages-Check zum Abhaken

Frühstück:

Eine Tasse grüner Tee (Seite 64) .... ☐
Einen Bananen-Smoothie (Seite 64) .... ☐
Einen Teelöffel Magerquark .... ☐
Vitamine (optional) .... ☐

Mittagessen:

Einen Bananen-Smoothie (Seite 64) .... ☐
Einen Teelöffel Magerquark .... ☐

Abendessen:

Fasten-Suppe (Seite 64) .... ☐
Einen Teelöffel Magerquark .... ☐

Sport:

Führen Sie das 5-Minuten-Fitnessprogramm durch .... ☐
und bewegen Sie sich mindestens eine Stunde an der frischen Luft. ..... ☐

Besonderheiten:

Trinken Sie drei Liter Wasser über den Tag verteilt. .... ☐
Verzichten Sie auf Alkohol, Nikotin und Koffein. .... ☐

Motto des Tages

Wenn die Ärzte eine Krankheit nicht heilen können, geben sie ihr wenigstens einen schönen Namen.

(Voltaire)

Tag 8 Samstag:

Ihr persönlicher Tages-Check zum Abhaken

Frühstück:

Eine Tasse grüner Tee (Seite 64) .... ☐
Einen Bananen-Smoothie (Seite 64) .... ☐
Einen Teelöffel Magerquark .... ☐
Vitamine (optional) .... ☐

Mittagessen:

Einen Bananen-Smoothie (Seite 64) .... ☐
Einen Teelöffel Magerquark .... ☐

Abendessen:

Fasten-Suppe (Seite 64) .... ☐
Einen Teelöffel Magerquark .... ☐

Sport:

Führen Sie das 5-Minuten-Fitnessprogramm durch .... ☐
und bewegen Sie sich mindestens eine Stunde an der frischen Luft. ..... ☐

Besonderheiten:

Trinken Sie drei Liter Wasser über den Tag verteilt. .... ☐
Am Morgen machen Sie einen Einlauf zur Darmreinigung. .... ☐
Verzichten Sie auf Alkohol, Nikotin und Koffein. .... ☐

Motto des Tages

Wenn Dinge schiefgehen, gehe nicht mit ihnen.

(Elvis Presley)

Tag 9 Sonntag:

Ihr persönlicher Tages-Check zum Abhaken

Frühstück:

- Einen Apfel ☐
- Eine Tasse grüner Tee (Seite 64) ☐

Mittagessen:

- Gemüsesuppe (Seite 65) ☐

Abendessen:

- Ein Knäckebrot mit Hüttenkäse ☐
- Ein Glas Buttermilch ☐

Sport:

- Führen Sie das 5-Minuten-Fitnessprogramm durch. ☐

Besonderheiten:

- Trinken Sie zwei Liter Wasser über den Tag verteilt. ☐
- Verzichten Sie auf Alkohol, Nikotin und Koffein. ☐
- Am Abend weichen Sie zwei Dörrpflaumen in Wasser ein. ☐

Motto des Tages

Ich freue mich aufs Essen.

Tag 10 Montag:

Ihr persönlicher Tages-Check zum Abhaken

Frühstück:

Eine Tasse grüner Tee (Seite 64) ☐
Weizenbrei mit zwei eingeweichten Dörrpflaumen (Seite 65) ☐

Mittagessen:

Ein kleiner Blattsalat mit Zitronensaft, Salz und Pfeffer ☐
Pellkartoffeln mit Magerquark (Seite 65) ☐
100 ml Naturjoghurt mit frischem Obst ☐

Abendessen:

Zwei Knäckebrote mit Hüttenkäse ☐
Ein Glas Buttermilch ☐

Sport:

Bewegen Sie sich mindestens eine Stunde an der frischen Luft. ☐

Besonderheiten:

Trinken Sie zwei Liter Wasser über den Tag verteilt. ☐
Verzichten Sie auf Alkohol und Koffein. ☐
Am Mittag machen Sie einen Einlauf zur Darmreinigung, wenn sich bis dahin kein Stuhlgang von allein eingestellt hat. ☐
Am Abend weichen Sie zwei Dörrpflaumen in Wasser ein. ☐
Kochen Sie zwei Portionen Pellkartoffeln, stellen Sie eine Portion in den Kühlschrank für Tag 12. ☐

Motto des Tages

Ich werde viel schneller satt als früher.

Tag 11 Dienstag:

Ihr persönlicher Tages-Check zum Abhaken

Frühstück:

Morgengetränk ☐
Müsli für die Aufbautage mit zwei eingeweichten Dörrpflaumen (Seite 63) ☐

Mittagessen:

Rohkostvorspeise (Seite 66) ☐
Risotto (Seite 67) ☐
100 ml Naturjoghurt mit frischem Obst ☐

Abendessen:

Ein Knäckebrot mit Hüttenkäse ☐
Eine Scheibe Vollkornbrot mit Butter und Hüttenkäse ☐
Ein Glas Buttermilch ☐

Sport:

Führen Sie das 5-Minuten-Fitnessprogramm durch. ☐

Besonderheiten:

Verzichten Sie auf Alkohol. ☐
Stellen Sie die Hälfte des Mittagessens in den Kühlschrank für Tag 13. ☐
Am Abend weichen Sie zwei Dörrpflaumen in Wasser ein. ☐
Besprechen Sie mit Ihrem Arzt Ihre Medikation. Mit an Sicherheit grenzender Wahrscheinlichkeit können Sie Ihre Medikamente gegen Diabetes auch in den nächsten 18 Tagen weglassen. ☐

Motto des Tages

Freude, Mäßigkeit und Ruh, schließt dem Arzt die Türe zu.
(Friedrich von Logau)

Tag 12 Mittwoch:

Ihr persönlicher Tages-Check zum Abhaken

Frühstück:

Morgengetränk ☐
Müsli für die Aufbautage mit zwei eingeweichten Dörrpflaumen (Seite 66) ☐

Mittagessen:

Rohkostvorspeise (Seite 66) ☐
Gemüsepfanne mit Pellkartoffeln (Seiten 67 u. 65) ☐
100 ml Naturjoghurt mit frischem Obst ☐

Abendessen:

Zwei Scheiben Vollkornbrot mit Butter und Hüttenkäse oder Tomaten ☐
Ein Glas Buttermilch ☐

Sport:

Heute brauchen Sie keinen Sport zu betreiben. Sie sollten für Ihr Wohlbefinden die Übung 8 „Dehnung – Das Krokodil" ausüben. Bleiben Sie danach einfach noch ein paar Minuten ruhig liegen und tun gar nichts. Lassen Sie Ihre Gedanken treiben und entspannen Sie. Wenn Sie möchten, schlendern Sie solange Sie möchten außerhalb der Wohnung durch die frische Luft. Gönnen Sie sich jeden Tag 5 Minuten Ruhe. Haben Sie an die Möglichkeit gedacht, sich massieren zu lassen? ☐

Besonderheiten:

Verzichten Sie auf Alkohol. ☐
Am Abend weichen Sie zwei Dörrpflaumen in Wasser ein. ☐
Wärmen Sie die Pellkartoffeln von Tag 10 auf. ☐

Motto des Tages

Done is better than perfect.

(Mark Zuckerberg)

Tag 13 Donnerstag:

Ihr persönlicher Tages-Check zum Abhaken

Frühstück:

Morgengetränk ☐
Müsli für die Aufbautage mit zwei eingeweichten Dörrpflaumen (Seite 66) ☐

Mittagessen:

Rohkostvorspeise (Seite 66) ☐
Risotto (Seite 67) ☐
100 ml Naturjoghurt mit frischem Obst ☐

Abendessen:

Zwei Scheiben Vollkornbrot mit Butter und Hüttenkäse oder Tomaten ☐
Ein Glas Buttermilch ☐

Sport:

Bewegen Sie sich mindestens eine Stunde an der frischen Luft. ☐

Besonderheiten:

Verzichten Sie auf Alkohol. ☐
Am Abend weichen Sie zwei Dörrpflaumen in Wasser ein. ☐
Wärmen Sie das Risotto von Tag 11 auf. ☐

Motto des Tages

Wer eine unglückliche Liebe in Alkohol ertränken möchte, handelt töricht. Denn Alkohol konserviert.

(Max Dauthendey)

Tag 14 Freitag:

Ihr persönlicher Tages-Check zum Abhaken

Frühstück:

Morgengetränk ☐
Müsli für die Aufbautage mit zwei eingeweichten Dörrpflaumen (Seite 66) ☐

Mittagessen:

Rohkostvorspeise (Seite 66) ☐
Bratlinge (Seite 68) ☐
100 ml Naturjoghurt mit frischem Obst ☐

Abendessen:

Zwei Scheiben Vollkornbrot mit Butter und Hüttenkäse oder Tomaten ☐
Ein Glas Buttermilch ☐

Sport:

Heute brauchen Sie keinen Sport zu betreiben. Sie sollten für Ihr Wohlbefinden die Übung 8 „Dehnung – Das Krokodil" ausüben. Bleiben Sie danach einfach noch ein paar Minuten ruhig liegen und tun gar nichts. Lassen Sie Ihre Gedanken treiben und entspannen Sie. Wenn Sie möchten, schlendern Sie solange Sie möchten außerhalb der Wohnung durch die frische Luft. Gönnen Sie sich jeden Tag 5 Minuten Ruhe. Haben Sie an die Möglichkeit gedacht, sich massieren zu lassen? ☐

Besonderheiten:

Verzichten Sie auf Alkohol. ☐
Stellen Sie die Hälfte des Mittagessens in den Kühlschrank für Tag 17. ☐

Motto des Tages

Wenn man genug Erfahrung gesammelt hat, ist man zu alt, um sie auszunutzen.

(William Somerset Maugham)

Tag 15 Samstag:

Ihr persönlicher Tages-Check zum Abhaken

Frühstück:

Morgengetränk ☐
Müsli (Seite 68) ☐

Mittagessen:

Rohkostvorspeise (Seite 66) ☐
Auberginen-Auflauf mit Beilage (Seite 69) ☐
100 ml Naturjoghurt mit frischem Obst ☐

Abendessen:

Drei Scheiben Vollkornbrot belegt nach Ihrer Wahl ☐

Sport:

Führen Sie das 5-Minuten-Fitnessprogramm durch. ☐

Besonderheiten:

Stellen Sie die Hälfte des Mittagessens in den Kühlschrank für Tag 18. ☐

Motto des Tages

Wenn ich scherzen will, sage ich die Wahrheit. Das ist immer noch der größte Spaß auf Erden.

(George Bernard Shaw)

Tag 16 Sonntag:

Ihr persönlicher Tages-Check zum Abhaken

Frühstück:

Morgengetränk .... ☐
Müsli (Seite 68) .... ☐

Mittagessen:

Rohkostvorspeise (Seite 66) .... ☐
Hähnchen auf Rucola-Tomate mit Beilage (Seiten 70 u. 69) .... ☐
100 ml Naturjoghurt mit frischem Obst .... ☐

Abendessen:

Drei Scheiben Vollkornbrot belegt nach Ihrer Wahl .... ☐

Sport:

Bewegen Sie sich mindestens eine Stunde an der frischen Luft. .... ☐

Motto des Tages

Die Schönheit brauchen wir Frauen, damit die Männer uns lieben, die Dummheit, damit wir die Männer lieben.

(Coco Chanel)

Tag 17 Montag:

Ihr persönlicher Tages-Check zum Abhaken

Frühstück:

Morgengetränk ☐
Müsli (Seite 68) ☐
Ein Frühstücksei (optional) ☐

Mittagessen:

Rohkostvorspeise (Seite 66) ☐
Bratlinge (Seite 68) ☐
100 ml Naturjoghurt mit frischem Obst ☐

Abendessen:

Drei Scheiben Vollkornbrot belegt nach Ihrer Wahl ☐

Sport:

Führen Sie das 5-Minuten-Fitnessprogramm durch. ☐

Besonderheiten:

Wärmen Sie die Bratlinge von Tag 14 auf. ☐

Motto des Tages

Enthaltsamkeit ist das Vergnügen an Sachen, welche wir nicht kriegen.
(Wilhelm Busch)

Tag 18 Dienstag:

Ihr persönlicher Tages-Check zum Abhaken

Frühstück:

Morgengetränk .... ☐
Müsli (Seite 68) .... ☐

Mittagessen:

Rohkostvorspeise (Seite 66) .... ☐
Auberginen-Auflauf mit Beilage (Seite 69) .... ☐
100 ml Naturjoghurt mit frischem Obst .... ☐

Abendessen:

Drei Scheiben Vollkornbrot belegt nach Ihrer Wahl .... ☐

Sport:

Heute brauchen Sie keinen Sport zu betreiben. Sie sollten für Ihr Wohlbefinden die Übung 8 „Dehnung – Das Krokodil" ausüben. Bleiben Sie danach einfach noch ein paar Minuten ruhig liegen und tun gar nichts. Lassen Sie Ihre Gedanken treiben und entspannen Sie. Wenn Sie möchten, schlendern Sie solange Sie möchten außerhalb der Wohnung durch die frische Luft. Gönnen Sie sich jeden Tag 5 Minuten Ruhe. Haben Sie an die Möglichkeit gedacht, sich massieren zu lassen? .... ☐

Besonderheiten:

Wärmen Sie den Auberginen-Auflauf mit Beilage von Tag 15 auf. .... ☐

Motto des Tages

Die Liebe besteht zu drei Viertel aus Neugier.

(Giacomo Casanova)

Tag 19 Mittwoch:

Ihr persönlicher Tages-Check zum Abhaken

Frühstück:

Morgengetränk ☐
Müsli (Seite 68) ☐

Mittagessen:

Rohkostvorspeise (Seite 66 ☐
Kichererbsen mit Beilage (Seiten 70 u. 69) ☐
100 ml Naturjoghurt mit frischem Obst ☐

Abendessen:

Drei Scheiben Vollkornbrot belegt nach Ihrer Wahl ☐

Sport:

Führen Sie das 5-Minuten-Fitnessprogramm durch ☐
und bewegen Sie sich mindestens eine Stunde an der frischen Luft. ☐

Besonderheiten:

Stellen Sie die Hälfte des Mittagessens in den Kühlschrank für Tag 21. ☐

Motto des Tages

So arbeiten, als könnte man ewig leben. So leben, als müsste man täglich sterben.

(Giovanni Don Bosco)

Tag 20 Donnerstag:

Ihr persönlicher Tages-Check zum Abhaken

Frühstück:

Morgengetränk ☐
Müsli (Seite 68) ☐
Ein Frühstücksei (optional) ☐

Mittagessen:

Rohkostvorspeise (Seite 66) ☐
Steckrübe in Brotkruste und Beilage (Seite 71) ☐
100 ml Naturjoghurt mit frischem Obst ☐

Abendessen:

Drei Scheiben Vollkornbrot belegt nach Ihrer Wahl ☐

Sport:

Heute brauchen Sie keinen Sport zu betreiben. Sie sollten für Ihr Wohlbefinden die Übung 8 „Dehnung – Das Krokodil" ausüben. Bleiben Sie danach einfach noch ein paar Minuten ruhig liegen und tun gar nichts. Lassen Sie Ihre Gedanken treiben und entspannen Sie. Wenn Sie möchten, schlendern Sie solange Sie möchten außerhalb der Wohnung durch die frische Luft. Gönnen Sie sich jeden Tag 5 Minuten Ruhe. Haben Sie an die Möglichkeit gedacht, sich massieren zu lassen? ☐

Besonderheiten:

Stellen Sie die Hälfte des Mittagessens in den Kühlschrank für Tag 22. ☐

Motto des Tages

Das Wichtigste im Leben ist die Zeit. Leben heißt, mit der Zeit richtig umgehen.

(Bruce Lee)

Tag 21 Freitag:

Ihr persönlicher Tages-Check zum Abhaken

Frühstück:

Morgengetränk ☐
Müsli (Seite 68) ☐

Mittagessen:

Rohkostvorspeise (Seite 66) ☐
Kichererbsen mit Beilage (Seite 70) ☐
100 ml Naturjoghurt mit frischem Obst ☐

Abendessen:

Drei Scheiben Vollkornbrot belegt nach Ihrer Wahl ☐

Sport:

Heute brauchen Sie keinen Sport zu betreiben. Sie sollten für Ihr Wohlbefinden die Übung 8 „Dehnung – Das Krokodil" ausüben. Bleiben Sie danach einfach noch ein paar Minuten ruhig liegen und tun gar nichts. Lassen Sie Ihre Gedanken treiben und entspannen Sie. Wenn Sie möchten, schlendern Sie solange Sie möchten außerhalb der Wohnung durch die frische Luft. Gönnen Sie sich jeden Tag 5 Minuten Ruhe. Haben Sie an die Möglichkeit gedacht, sich massieren zu lassen? ☐

Besonderheiten:

Wärmen Sie die Kichererbsen von Tag 19 auf. ☐

Motto des Tages

Viele möchten leben, ohne zu altern, und sie altern in Wirklichkeit ohne zu leben.

(Alexander Mitscherlich)

Tag 22 Samstag:

Ihr persönlicher Tages-Check zum Abhaken

Frühstück:

Morgengetränk ☐
Müsli (Seite 68) ☐

Mittagessen:

Rohkostvorspeise (Seite 66) ☐
Steckrübe in Brotkruste und Beilage (Seite 71) ☐
100 ml Naturjoghurt mit frischem Obst ☐

Abendessen:

Drei Scheiben Vollkornbrot belegt nach Ihrer Wahl ☐

Sport:

Bewegen Sie sich mindestens eine Stunde an der frischen Luft. ☐

Besonderheiten:

Wärmen Sie die Steckrübe in Brotkruste von Tag 20 auf. ☐

Motto des Tages

Was soll ich auf Kur? Das ist mir viel zu anstrengend.

(Oma Anna)

Tag 23 Sonntag:

Ihr persönlicher Tages-Check zum Abhaken

Frühstück:

Morgengetränk ☐
Müsli (Seite 68) ☐

Mittagessen:

Rohkostvorspeise (Seite 66) ☐
Steak mit Bohnen (Seite 71) ☐
100 ml Naturjoghurt mit frischem Obst ☐

Abendessen:

Drei Scheiben Vollkornbrot belegt nach Ihrer Wahl ☐

Sport:

Führen Sie das 5-Minuten-Fitnessprogramm durch. ☐

Motto des Tages

Es gibt ebenso wenig hundertprozentige Wahrheit wie hundertprozentigen Alkohol.

(Sigmund Freud)

Tag 24 Montag:

Ihr persönlicher Tages-Check zum Abhaken

Frühstück:

Morgengetränk ☐
Müsli (Seite 68) ☐
Ein Frühstücksei (optional) ☐

Mittagessen:

Rohkostvorspeise (Seite 66) ☐
Fenchel im Backofen und Beilage (Seite 72) ☐
100 ml Naturjoghurt mit frischem Obst ☐

Abendessen:

Drei Scheiben Vollkornbrot belegt nach Ihrer Wahl ☐

Sport:

Heute brauchen Sie keinen Sport zu betreiben. Sie sollten für Ihr Wohlbefinden die Übung 8 „Dehnung – Das Krokodil" ausüben. Bleiben Sie danach einfach noch ein paar Minuten ruhig liegen und tun gar nichts. Lassen Sie Ihre Gedanken treiben und entspannen Sie. Wenn Sie möchten, schlendern Sie solange Sie möchten außerhalb der Wohnung durch die frische Luft. Gönnen Sie sich jeden Tag 5 Minuten Ruhe. Haben Sie an die Möglichkeit gedacht, sich massieren zu lassen? ☐

Besonderheiten:

Sie kochen zwei Portionen Fenchel im Backofen und Beilage, stellen Sie die Hälfte in den Kühlschrank für Tag 26. ☐

Motto des Tages

Die Geburt bringt nur das Sein zur Welt, die Person wird im Leben erschaffen.

(Théodore Jouffroy)

Tag 25 Dienstag:

Ihr persönlicher Tages-Check zum Abhaken

Frühstück:

Morgengetränk ☐
Müsli (Seite 68) ☐

Mittagessen:

Rohkostvorspeise (Seite 66) ☐
Birnenlauch mit Käse und Beilage (Seite 72) ☐
100 ml Naturjoghurt mit frischem Obst ☐

Abendessen:

Drei Scheiben Vollkornbrot belegt nach Ihrer Wahl ☐

Sport:

Führen Sie das 5-Minuten-Fitnessprogramm durch ☐
und bewegen Sie sich mindestens eine Stunde an der frischen Luft. ☐

Besonderheiten:

Sie kochen zwei Portionen Birnenlauch mit Käse und Beilage, stellen Sie die Hälfte in den Kühlschrank für Tag 27. ☐

Motto des Tages

Es hängt von dir selbst ab, ob du das neue Jahr als Bremse oder als Motor benutzen willst.

(Henry Ford)

Tag 26 Mittwoch:

Ihr persönlicher Tages-Check zum Abhaken

Frühstück:

Morgengetränk ☐
Müsli (Seite 68) ☐

Mittagessen:

Rohkostvorspeise (Seite 66) ☐
Fenchel im Backofen und Beilage (Seite 72) ☐
100 ml Naturjoghurt mit frischem Obst ☐

Abendessen:

Drei Scheiben Vollkornbrot belegt nach Ihrer Wahl ☐

Sport:

Heute brauchen Sie keinen Sport zu betreiben. Sie sollten für Ihr Wohlbefinden die Übung 8 „Dehnung – Das Krokodil" ausüben. Bleiben Sie danach einfach noch ein paar Minuten ruhig liegen und tun gar nichts. Lassen Sie Ihre Gedanken treiben und entspannen Sie. Wenn Sie möchten, schlendern Sie solange Sie möchten außerhalb der Wohnung durch die frische Luft. Gönnen Sie sich jeden Tag 5 Minuten Ruhe. Haben Sie an die Möglichkeit gedacht, sich massieren zu lassen? ☐

Besonderheiten:

Wärmen Sie den Fenchel und Beilage von Tag 24 auf. ☐

Motto des Tages

Die glücklichste Ehe, die ich mir persönlich vorstellen kann, wäre die Verbindung zwischen einem tauben Mann und einer blinden Frau.

(Samuel Coleridge)

Tag 27 Donnerstag:

Ihr persönlicher Tages-Check zum Abhaken

Frühstück:

Morgengetränk ☐
Müsli (Seite 68) ☐
Ein Frühstücksei (optional) ☐

Mittagessen:

Rohkostvorspeise (Seite 66) ☐
Birnenlauch mit Käse und Beilage (Seite 72) ☐
100 ml Naturjoghurt mit frischem Obst ☐

Abendessen:

3 Scheiben Vollkornbrot belegt nach Ihrer Wahl ☐

Sport:

Heute brauchen Sie keinen Sport zu betreiben. Sie sollten für Ihr Wohlbefinden die Übung 8 „Dehnung – Das Krokodil" ausüben. Bleiben Sie danach einfach noch ein paar Minuten ruhig liegen und tun gar nichts. Lassen Sie Ihre Gedanken treiben und entspannen Sie. Wenn Sie möchten, schlendern Sie solange Sie möchten außerhalb der Wohnung durch die frische Luft. Gönnen Sie sich jeden Tag 5 Minuten Ruhe. Haben Sie an die Möglichkeit gedacht, sich massieren zu lassen? ☐

Besonderheiten:

Wärmen Sie den Birnenlauch mit Käse und Beilage von Tag 25 auf. ☐

Motto des Tages

Erfahrung heißt gar nichts. Man kann seine Sache auch 35 Jahre schlecht machen.

(Kurt Tucholsky)

Tag 28 Freitag:

Ihr persönlicher Tages-Check zum Abhaken

Frühstück:

Morgengetränk .... ☐
Müsli (Seite 68) .... ☐

Mittagessen:

Rohkostvorspeise (Seite 66) .... ☐
Lachs mit Mangold (Seite 73) .... ☐
100 ml Naturjoghurt mit frischem Obst .... ☐

Abendessen:

Drei Scheiben Vollkornbrot belegt nach Ihrer Wahl .... ☐

Sport:

Bewegen Sie sich mindestens eine Stunde an der frischen Luft. .... ☐

Besonderheiten:

Richten Sie eine Party aus, beachten Sie das Diabetiker-www .... ☐

Motto des Tages

Yippieh, yippieh, yeah

(Deichkind)

Ihr neues Leben

Herzlichen Glückwunsch – Sie können stolz auf sich sein

Wenn Sie das 28-Tage-Programm angewendet haben, ist Ihr Diabetes besiegt und Sie sind ein neuer Mensch.

Sie haben festgestellt, dass Ihr Körper mit viel weniger Nahrung auskommen kann, als Sie früher einmal ahnten. Ebenso haben Sie erfahren, dass Sie aus anderen Gründen als der reinen Energieversorgung gegessen haben. Da Sie deutlich dünner sind, stellen Sie möglicherweise fest, dass genau dies ein Problem darstellen kann. Es wird Menschen in Ihrer Umgebung geben, die auf Ihre Gewichtsabnahme mit Spott reagieren („Ein Mann ohne Bauch ist ein Krüppel."). Hören Sie nicht auf diese Pessimisten. Seien Sie stolz auf das Erreichte. Sie strotzen vor Kraft und müssen sich fragen, was Sie mit Ihrer wiedergewonnenen Energie anfangen wollen. Sonst besteht die Gefahr, dass Sie Ihren Bewegungsdrang erneut mit Unmengen an Nahrung zuschütten.

Das wollen Sie künftig beachten

Ihre Aufgabe für die Zukunft besteht darin, nicht in alte Gewohnheiten zu verfallen. Eine gute Methode auf diesem Gebiet ist das hypnosystemische Coaching. Es verzeichnet ganz hervorragende Erfolge, wenn es darum geht, alte Gewohnheiten zu durchbrechen und neue Gewohnheiten zu etablieren. Das hypnosystemische Coaching spricht in diesem Zusammenhang von „Mustern". Es besagt sehr vereinfacht, dass wir Menschen gewisse Muster jahrzehntelang verinnerlicht haben. Manchmal führen diese Muster dazu, dass wir trotz besseren Wissens und trotz eines starken Willens immer wieder in ungewollte Handlungen verfallen. Für uns Diabetiker wäre ein klassisches ungewolltes Muster, vor dem Fernseher Süßigkeiten zu konsumieren. Ihre Muster laufen unwillkürlich ab, also im Unbewusstsein, und Ihre Muster sind schneller als Ihr willkürlicher Verstand. Die Muster sind automatisiert.

Um neue – gesundheitsförderliche – Muster zu verankern ist es hilfreich, ein konkretes Zielbild Ihrer Zukunft vor Augen zu haben. Seien Sie dabei nicht unrealistisch („Ich will ein berühmtes Topmodel werden!"), sondern setzen

Sie sich klar umrissene Ziele („Ich möchte wieder mit den Kindern im Garten Fußball spielen können!"). Einige Menschen schaffen es von allein, neue Muster zu verankern und somit alte schlechte Angewohnheiten zu durchbrechen. Andere Menschen brauchen professionelle Hilfe. Ein guter Coach kann Ihnen hier helfen. Ich selbst habe zum Beispiel immer Folgendes getan, wenn ich mich dabei ertappte, auf der Suche nach einem Snack zum Kühlschrank zu gehen: Ich habe vor dem Kühlschrank eine Pirouette gedreht und bin wieder aus der Küche herausgegangen. Durch dieses auf den ersten Blick absurde Verhalten konnte ich mein altes Muster durchbrechen.

Ja, es klingt verrückt, aber Ihr Körperfett besitzt ein gewisses Eigenleben. Tief in Ihrem Unterbewusstsein haben Sie verankert, dass Sie Ihre Körperfülle täglich durch Unmengen an Kalorien „gepflegt" haben. Dieser unbewusste Mechanismus fällt nun weg, da Sie dünn sind und weniger essen. Es ist sehr hilfreich, jeden Morgen einmal über Ihren Bauch zu streichen und dabei laut zu sagen: „Du bist ein toller Bauch. Lieber Bauch, du siehst super aus." Glauben Sie mir, diese skurrile Ansprache an den eigenen Bauch verringert Ihr Risiko erneut zuzunehmen deutlich.

Wie wir alle wissen, beginnt auch der längste Weg mit einem ersten Schritt. Versuchen Sie beim Zähneputzen auf einem Bein zu stehen. Wenn Sie dieses neue Muster für eine Woche beibehalten können, sind Sie in der Lage, ALLES zu ändern. Sie müssen sich nur trauen. Ich wünsche Ihnen viel Spaß dabei.

Bitte sorgen Sie unbedingt für einen guten HbA1c von unter 7 Prozent. Ältere Menschen ab 75 Jahren dürfen auch 7,5 Prozent haben. Viele Leser haben mein 28-Tage-Programm ausprobiert und sind von ihren Diabetestabletten losgekommen. Alle diese Menschen berichten mir dasselbe: Mit jedem Kilo weniger Speck auf den Rippen steigt die Freude am Leben und der Blutzucker bessert sich. Genauso sehe ich das auch. Ich wünsche Ihnen gute Gesundheit und viel Freude in Ihrem neuen Leben.

Weiterführende Literatur

Dr. med. Rainer Limpinsel: Diabetes – das Anti Insulin Prinzip.
Kein Sachbuch, sondern eine humorvolle Schilderung meiner persönlichen Krankheitsgeschichte. Genau das Richtige, wenn Sie wissen wollen, warum Chipstüten 175 Gramm Inhalt haben.

Hellmut Lützner: Wie neugeboren durch Fasten.
Ein absoluter Klassiker und Millionenbestseller zum Thema Fasten.

Werner Tiki Küstenmacher: Simplify your life.
Ein Buch, welches Ihnen zu allen Aspekten des Lebens viele Denkanstöße geben wird.

Peter Faulstich: Mein Weg zum Wohlfühlgewicht.
Ein sehr umfassendes Buch zum Thema Ernährung.

Sie haben es geschafft!

Ihr 28-Tage-Programm liegt jetzt hinter Ihnen. Vergleichen Sie hier Ihre Werte!

	vorher	nachher
HbA1c-Wert		
Gewicht		
Wohlbefinden		

Ihr Platz für persönliche Notizen